一碗汤粥养全家

姜超　主编

中国纺织出版社有限公司

图书在版编目（CIP）数据

一碗汤粥养全家 / 姜超主编 . -- 北京 : 中国纺织
出版社有限公司，2025.2. -- ISBN 978-7-5180-0743-1

I. R247.1

中国国家版本馆 CIP 数据核字第 20244NQ199 号

责任编辑：舒文慧　　　责任校对：王蕙莹　　　责任印制：王艳丽

中国纺织出版社有限公司出版发行

地址：北京市朝阳区百子湾东里A407号楼　邮政编码：100124

销售电话：010—67004422　传真：010—87155801

http://www.c-textilep.com

官方微博 http://weibo.com/2119887771

天津千鹤文化传播有限公司印刷　各地新华书店经销

2025年2月第1版第1次印刷

开本：710×1000　1/16　印张：14

字数：220千字　定价：68.00元

　　近年来，人们越来越多地关注自己的身体状况和生活质量，美丽、健康、长寿是人们普遍关注的话题。与此同时，种类繁多的保健品和补品广告随处可见，让人眼花缭乱。

　　事实上，很多人对保健和养生的认识存在误区。有些人以为，工作累了，压力大了，熬夜多了，吃点保健品或滋补品调理一下就好了，全然不管这些保健品是否适合自己；或者为了减肥而节食……这样的观点和做法很害人。我们知道，要想身体健康，首先就要养成良好的生活习惯。其次是在日常生活中要注意多学习科学的养生保健理念与知识，真正懂得科学养护、调理自己的身体。

　　中医养生奥妙无穷。中医学中蕴涵着大量珍贵、实用、方便、有效的养生方法和技巧，这些方法和技巧是我们的祖先一辈一辈实地验证过，再总结、归纳、吐故纳新。它们安全、绿色、不良反应相对较低，更难得的是便于操作，经济实惠。历经了千年的传承，历久弥新。它们无疑是我们日常调养身体、防病治病的最好的随身"医生"。

　　在这本书中，我们将重点探讨饮食在中医养生中的作用。饮食是维持生命活动的基本条件，也是影响健康的重要因素。而汤和粥，作为我国古老而传统的食品，以其温和、易消化的特性，一直被视为养生佳品。一碗好汤或好粥，不仅能够滋养身体，还能养心养性，对全家人的健康都有着不可小觑的作用。

本书从中医的基本理论出发，结合现代营养学的知识，全面解析汤粥的营养价值、烹饪技巧以及与不同食材搭配的养生效果，详细介绍它们对人体健康的益处。同时，还探讨了如何根据不同体质、不同季节选择适宜的汤品和粥品，以及如何通过汤和粥来调理身体、预防疾病；并分享了一些实用的养生小常识和小窍门，帮助读者在日常生活中更好地实践养生保健。

汤和粥，作为中医养生中的重要组成部分，承载着深厚的文化内涵和健康理念。它们不仅是食物，更是一种生活态度，一种对健康和美好生活的追求。我们相信，通过阅读本书，读者不仅能够了解汤和粥的养生价值，更能够领悟到中医养生的精髓，从而在日常生活中学会用科学的方法养护自己的身体，实现健康、美丽、长寿的目标。

让我们从一碗好粥和好汤开始，养出全家人的幸福和安康吧！

编者

2024年3月

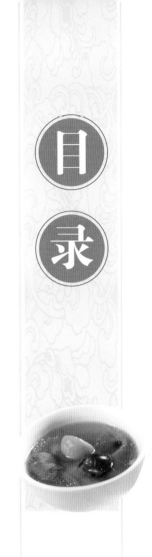

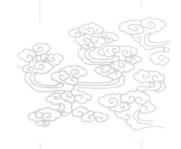

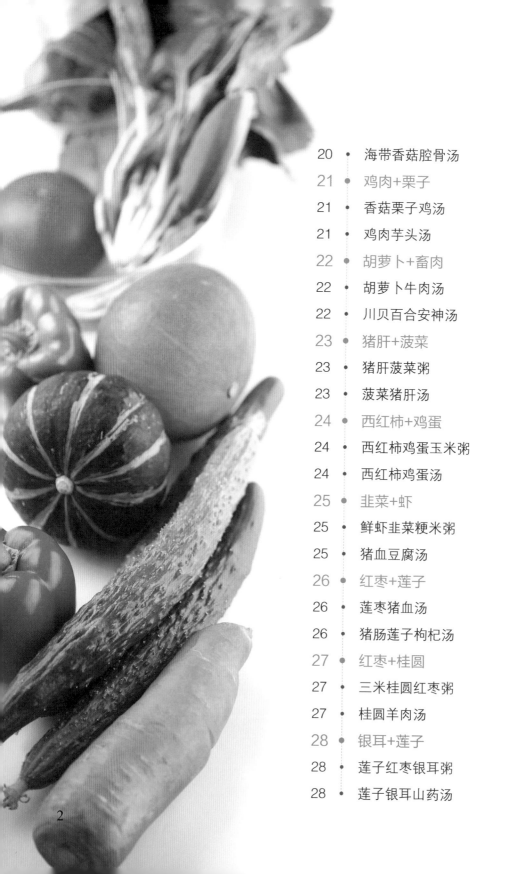

第四章 粥膳汤饮护养脏腑

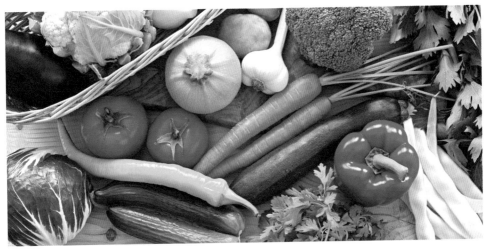

第五章 粥膳汤饮荣养全身

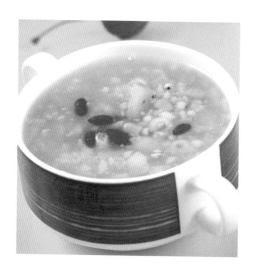

第六章 粥膳汤饮改善常见疾病

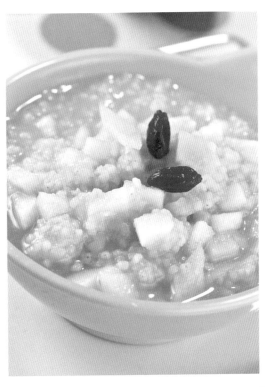

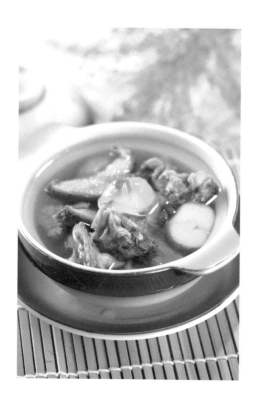

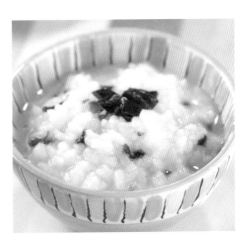

第七章 粥膳汤饮呵护两性

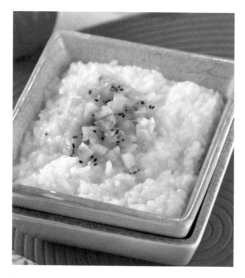

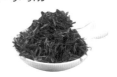

第八章　粥膳汤饮养颜塑身

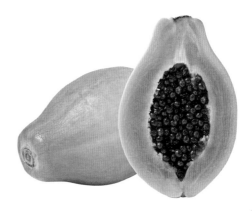

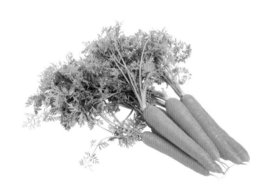

第一章

粥膳，流传千年的家常养生法

粥膳养生是老祖宗留给我们的一种健康、实用的传统养生法。煮粥也是有讲究的，如食材的选择、火候的掌握等都要讲究方法。只有了解这些基本知识，才能做出美味、营养、健康的养生粥。

粥膳养生的起源和发展

食粥在我国有着悠久的历史，古人把粥称为"天下第一补物"。有史书记载："黄帝始烹谷为粥。"所以，黄帝是我国最早食粥的人，而利用粥膳养生则始于西汉时期。一般认为，汉代司马迁所著的《史记·扁鹊仓公列传》是最早记载粥膳具有食疗作用的书籍，书中记载了当时的名医用粥改善病症的事迹。而后，汉墓出土的多种医书中也有关于粥膳食疗的记载。

东汉时期

东汉时期，利用粥膳调养身体有了新发展，那时不仅有前人用过的粥膳食疗单方，还出现了很多将粥膳与药物合用的名方。东汉名医张仲景所著的《伤寒杂病论》中就曾记载了很多这类名方，如桃花汤等，这类名方中均含有粳米的成分。而这里所说的"汤"并不是一般意义的汤，而是指将米煮熟后去渣所成的汤，事实上就是粥熬煮好之后所成的米汤。

隋唐时期

隋唐时期的医学家秉承了前代人的医学传统，并将粥膳养生继续发扬光大。隋代医书《诸病源候论》与唐代著名医学家孙思邈的《备急千金要方》中均记载了一些粥膳食疗方。而《备急千金要方》中还收录了民间常用的偏方。例如，谷皮糠粥可改善脚气病，羊骨粥具有温补阳气的作用等。

宋代

宋代时，粥膳养生较之前代有了更大的发展与进步，不仅更为普遍，同时也积累了宝贵的粥膳食疗方。例如，《太平圣惠方》中记载了一百多个粥膳食疗方，《圣济总录》中也记载了一百多方，《养老奉亲书》中则收集了数十个适合中老年人养生长寿的粥膳食疗方。在这些书籍收录的粥膳食疗方中，有些配方至今仍在沿用，如苁蓉羊肉粥、生姜粥等。

金元时期

到了金元时期，粥膳养生也有了进一步的发展。据史书记载，医学史上著名的金元四大家之一的李东垣对粥膳食疗很有研究，在其著作中，他专门介绍了几十个常用的粥膳食疗方。此外，还有人在《养老奉亲书》的基础上著成《寿亲养老新书》，其中收集了几十个粥膳食疗方。

粥膳养生不仅在民间大受欢迎，同时也得到了皇室宫廷的认可。元代宫廷饮膳方面的太医就曾收集过不少滋补强身、改善病症、养生延年的粥膳配方。如元代御膳太医忽思慧在其著作《饮膳正要》中记载了不少药粥方。

明清时期

到了明清时期，粥膳养生有了长足的发展，在原有粥膳方的基础上不断增加新的食疗方。

明代的粥膳养生已十分普遍。明代名医李时珍通过总结前人的医学理论，长期走访民间百姓，并结合自己的从医经验，编著了《本草纲目》一书，收录了更多的粥膳食疗方。明代编撰的《普济方》共收录了近两百个粥膳食疗方，是我国现存最大的一部方书。

清代，粥膳养生在明代粥膳方的基础上又有了新的发展。清代养生名家曹廷栋的著作《老老恒言》中记载了近百种粥膳养生方。

现代

粥膳发展至今，其种类不断翻新，功效也各有不同。不同季节、不同人群、不同体质的人均有各自适用的养生粥膳，而针对不同的病症也有不同的食疗方案。例如，有专门针对中老年人高血压、心脏病的粥膳，有针对女性月经不调的粥膳，有针对五官科疾病的粥膳，有针对消化系统疾病的粥膳等。可以说养生粥膳的种类极其丰富，普及程度也非常高。由于粥膳养生被大众广泛接受，因此一些特色粥店便应运而生，进一步推进了粥膳文化的发展。

如今的粥膳虽然有地域的差异，如南北方制作粥膳的食材各有侧重，但无一例外都有同一目的——养生。

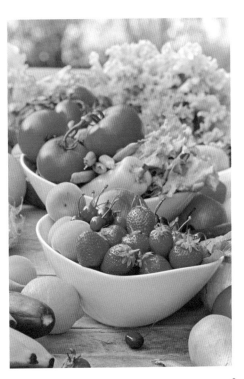

四步做好家常粥膳

很多人都会觉得煮粥是件很简单的事，把米淘好多加点水慢慢煮就是了。其实，要将粥煮得稠而不煳、糯而不烂需注意方法，下面就来向大家介绍一下煮粥的正确方法。

◎第一步：浸泡米。煮粥前先将米用冷水浸泡半小时，让米粒膨胀开（图①）。这样不但节省煮粥的时间，而且粥煮出来口感好。由于制作粥膳的原料多为五谷杂粮，其中的谷类、豆类中含有较多的纤维素，如果在烹调前不用水浸泡一段时间，粥便不容易软烂，吃的时候口感会较硬，不易入口。更重要的是，浸泡后烹调，会使食物更容易被人体吸收消化。

◎第二步：趁水开时将米下锅。水沸后，将浸泡的米捞出，放入锅中，用汤匙搅拌几下，以防止粘锅（图②）。习惯上，人们往往都是冷水煮粥，而正确的做法则是用开水煮粥。因为用冷水煮粥容易煳底，而开水下锅就不会出现此现象，而且它比冷水煮粥更省时间。先将水烧开再将浸泡好的米倒入锅中，粥就不会煳底了。

◎第三步：注意掌控火候。先用大火煮开，再转小火熬煮。即以大火烧水，小火煲粥，内行人称为"大火攻，小火烘"。通过火的大小转换，粥的香味由此而出（图③）。

◎第四步：煮时要搅拌。在以小火熬煮的过程中，要时不时地搅拌一下，每次搅拌时要顺着一个方向，可先按顺时针方向搅拌，下一次再按逆时针方向搅拌，直到粥呈稠状为止（图④）。煮粥时经常搅拌，不仅可以防止粥煳底，而且还可以让米粒更饱满、粥更黏稠。

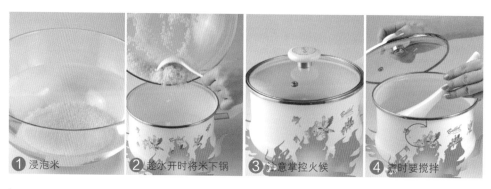

❶ 浸泡米　　❷ 趁水开时将米下锅　　❸ 注意掌控火候　　❹ 煮时要搅拌

煮出营养、美味粥膳的小妙招

选择稳定性高的锅具

用五谷杂粮烹制粥膳时，应尽量使用稳定性较高的陶瓷器具或不锈钢锅具制品等，而不要使用塑胶或铝制等容易氧化的器具。

如果使用砂锅煮粥，要注意采用正确的方法。煮制时，先用小火烧热，等砂锅全热后再转中火逐渐加温，烹饪中加水也只能加温水。

淘米方法有讲究

谷类外层的营养成分比里层要

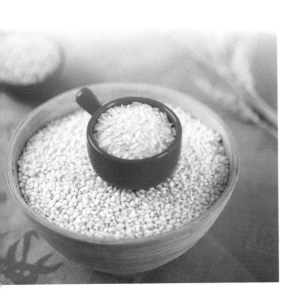

多，还含有丰富的B族维生素和多种矿物质，而这些营养物质可以溶解在水里。如果在淘米时太过用力，会让米外层中的营养物质随水流失。另外，不要用热水淘米，因为同样会破坏其中的营养物质。一般情况下，可先把沙子等杂质挑出，然后再淘洗两遍即可。

煮一碗好吃的粥底

煮粥最重要的是要有一碗晶莹饱满、稠稀适度的粥底，这样才能衬托出粥食材的美味。

粥底做法：大米400克，洗净，加入1200毫升清水浸泡16分钟，捞出，沥净水分，放入锅中，加入2500毫升高汤煮沸，转小火熬煮约1小时至米粒软烂黏稠即可。

选择原料不可随意

并非所有的食物都适合煮粥，煮粥的原料选择也很重要。

例如，用某些海鲜煮粥，如想保持食物的鲜美，就不能高温加热，加热时间也不宜过长，而未经过高温处理的海鲜极有可能会有细菌或寄生虫卵残留。致病的细菌、寄生虫卵或幼虫如果没有被杀死，便会随食物进入人体，从而引发各种疾病。因此，煮粥时一定要注意原料的选择，尽量不要选择有可能带有致病细菌或寄生虫的原料。

粥底原料分开煮更美味

粥底与原料一定要分开煮，吃前再将它们放在一起熬煮片刻，放在一起熬煮的时间以不超过5分钟为宜。这样熬出的粥品清爽而不浑浊，每样东西的味道都熬出来了又不串味。特别是原料为肉类及海鲜时，更应将粥底和原料分开煮。还要注意加入材料的顺序，慢熟的要先放。如米和药材应先放，蔬菜、水果最后放。海鲜类一定要先汆烫，肉类则拌淀粉后再入粥煮。

学会使用高汤

高汤的用途不只是烹制菜肴及熬制美味鲜汤，也能用来煮粥，而且如果高汤使用恰当，会使粥的口感与味道都更胜一筹。高汤一般用于荤粥的烹制，素粥则很少使用。

煮粥不放碱更有营养

有些人在煮粥、烧菜时，有放碱的习惯，以求快速软烂和发黏，口感也较好。但是这样做的结果，往往会导致米和菜里的养分大量损失，因为维生素都是喜酸怕碱的。

食用油可防止溢锅

熬大米粥、小米粥，或用剩米饭熬粥，稍不注意便会溢锅。如果在熬粥时往锅里加5～6滴植物油或动物油，就可避免粥汁溢锅了。用压力锅熬粥，先滴几滴食用油，开锅时就不会往外喷，比较安全。

第二章

美味汤饮，滋养全家

汤，扮演着餐桌上的重要角色，其营养价值和养生功效是众所周知的。但煲汤却不像我们想象的那样简单，例如材料的选择、煲汤的火候、锅具的使用等，都会影响到汤的味道与养生功效，所以煲汤还真是一门大学问。

汤饮养生的起源和发展

所谓汤饮养生，即以汤来保养人的身体。而汤作为美味佳肴，在我国有着悠久的历史。据文字记载，汤最早可追溯到距今3500年前的商朝初期，当时已有食疗汤品的雏形。据考证，我国在一千多年前就出现了世界上最早的食谱，在这本食谱中有十几种汤的做法。

汤作为养生祛病的一种医治手段则出现在秦汉时期，那时的一些中医药学著作就反映了当时药剂汤膳的应用水平。我国传统中医特别讲究食疗与食养。东汉名医张仲景在《伤寒论》和《金匮要略》两部著作中就有

● 汤不仅是餐桌上一道不可缺少的美味，而且具有很高的养生价值，尤其是加入了一些养生药材的汤品。

许多补汤方剂，如当归生姜羊肉汤、猪皮汤等。唐代名医孙思邈在《备急千金要方》一书第二十六卷《食治篇》中指出多种具备食疗效果的食物，并给出了很多的食疗方，在这些食疗方中，汤品占有相当大的比例。

汤饮不仅被医家重视，同样也受到了普通百姓的欢迎。唐朝王建的《新嫁娘词》"三日入厨下，洗手做羹汤"，将煲汤作为新媳妇操持家务的一项重要内容，可见汤在当时已经非常普及。汤在皇室宫廷则更被推崇，慈禧太后是我国历史上有名的美食家，同时也是品汤高手。

如今，汤已经成为我国家庭宴席中不可缺少的一道美味佳肴，能为人体补充营养，强身健体。现代科学研究也证实，喝汤确实是食养的方法之一：在煲汤过程中，各种食材、药材中的营养充分渗入到汤中，极易被人体吸收；汤中的食材多会被煮得比较软烂，食用这些食材，有利于消化、吸收，减轻了消化系统的负担。在生活中，我们有意识地做一些食疗、食养汤品并经常饮用，对健康大有裨益。

煲汤的常用锅具

砂锅

用砂锅煲汤可保证原汁原味。砂锅可耐高温，经得起长时间的炖煮。用砂锅煲汤时，要先放水，再把砂锅置火上，先小火慢煮，再大火煮。砂锅煲汤，汤汁浓郁、鲜美且不丢失原有的营养成分。不过砂锅的导热性差、易裂。新砂锅不要直接用，第一次使用前最好先在锅底抹一层油，放置一天后洗净煮一次水再用。

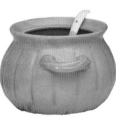

高压锅

高压锅最大的优点是能在最短的时间内迅速将汤品煮好，而食材营养却不被破坏。高压锅既省火又省时，适于煮质地有韧性、不易煮软的原料。但高压锅内放入的食物不宜超过锅内的最高水位线，以免内部压力不足，无法将食物快速煮熟。另外，在使用高压锅时，还要注意安全问题。例如，使用前要仔细检查锅盖的阀座气孔是否畅通，安全塞是否完好；锅内的食物不能超过最高水位线；盖严锅盖，当蒸汽从气孔中排出后再扣上限压阀；当限压阀发出较大的"嘶嘶"响声时，要立即降温。

瓦罐

熬煮鲜汤使用陈年瓦罐效果最佳。瓦罐是由不易传热的石英、长石、黏土等原料配合成的陶土经过高温烧制而成。瓦罐的通气性、吸附性好，具有传热均匀、散热缓慢等特点。煨制鲜汤时，瓦罐能均衡而持久地把外界热能传递给内部原料，相对平衡的环境温度有利于水分子与食物之间的相互渗透融合，时间维持得越长，鲜香成分就会溢出得越多，煨出的汤味就会越鲜醇，被煨食品的质地也就越酥烂。

焖烧锅

焖烧锅适合煲纤维较多的猪肉、牛肉、鸡肉类汤品或坚硬谷豆类汤品。用焖烧锅烹调时，放入的食材不宜太少，以满为佳。

常用煲汤材料巧选购

常见食材的选购

牛肉

牛肉应挑选表面呈棕色或暗红色、剖面有光泽、结缔组织为白色、脂肪为黄色、肌肉间无脂肪杂质者。

羊肉

羊肉应挑选肉质较坚实、颜色红润、纤维组织较细、中间略有些脂肪夹杂、膻味较轻者。

鱼

鱼应挑选嘴部紧合、鳃盖紧闭，鱼鳃洁净而呈鲜红色，眼球凸起而黑白分明、无腥臭味（新鲜海水鱼有海藻味，淡水鱼或养殖鱼有湖泊或池塘水味），触摸时鱼鳞及鱼鳍紧贴鱼体不易脱落，鱼体表面有透明光滑感，鱼体硬而不弯，肉质紧密有弹性，鱼腹硬实不肿胀，放入水中会沉于水底者。

虾

鲜虾的特点：甲壳与肌肉之间很紧密，用手剥虾肉时，需要稍用点力气才能剥开虾壳；肠组织与虾肉也黏得较紧，不会出现松离现象；鲜虾会不时地产生气泡。选购时，如符合以上标准，即为新鲜的虾。

萝卜

选购萝卜时以表皮清洁无斑痕、颜色均匀、质地厚实且较重、拿起时硬实、无轻飘的空心感者为佳。

菠菜

菠菜应选购翠绿洁净、新鲜硬挺、无明显的虫蛀、无黄叶烂叶、无断枝、叶柄不软垂、叶子新鲜且富有弹性者。

胡萝卜

胡萝卜应挑选色泽鲜嫩、匀称直溜、掐上去水分很多、个头较小、心儿细、颜色深者。

冬瓜

冬瓜应挑选果身挺直、紧密结实、均匀无弯曲、外皮有白霜状、皮无伤、带黏液者。

西红柿

西红柿应挑选新鲜无软化、外观

光滑、无病虫害、色泽较深者。

莲藕

莲藕应挑选藕体肥大、膨胀且有重量感、质地坚硬、节间距离适中、切口的洞较小者。

芦笋

芦笋应选择笋体细嫩、硬实、挺直，尾端鳞片紧密不变色者。

豆腐

豆腐分为北豆腐和南豆腐。北豆腐应选购表面光润、四角平整、薄厚一致、有弹性、无杂质、无异味的；南豆腐应选购洁白细嫩、周体完整、不裂、不流脑、无杂质、无异味者。

香菇

香菇应挑选菇体完整无伤、颜色均匀有光泽、菇体及蕈褶有弹性、蕈伞朝下者。

栗子

栗子应挑选果壳老结、无黑斑，无瘪印，较为干燥，果实饱满、均匀，用手捏果实感到坚实沉甸，肉质嫩黄，颜色鲜明、带有光泽者。

桂圆

桂圆应挑选果体饱满、圆润，核易分离，肉质软润不粘手，壳面黄褐醒目，有细微皱纹，果柄部位有一圈红色肉头，壳硬而脆，手捏易碎者。把桂圆放在桌上滚动时，不易滚动。应按以上标准选购。

白果

白果应选择外形饱满、色泽好、颗粒沉甸者。用手掂量时如果觉得很轻，或手摇时有响声，则为不饱满的次果或果仁已干瘪或霉烂。

莲子

莲子宜挑选形圆结实、粒大而重、色泽鲜明、颗粒饱满、皮薄干燥、无破边、无虫蛀霉变、口咬脆裂者。

核桃

核桃应挑选壳体呈浅黄褐色、有光泽，核桃仁整齐、肥大，无虫蛀，味道醇香，未出过油，用手掂起来有一定分量者。

杏仁

杏仁应挑选颗粒大，均匀，饱满，有光泽，仁衣浅黄略带红色，色泽清新鲜艳，皮纹清楚不深，仁肉白净，干燥，成把捏紧时，仁尖有扎手感。要按以上标准选购。

花生仁

花生仁应挑选粒大饱满、有光泽、均匀、花生衣呈深红色者。若花生仁发黄且带褐色，闻上去有股哈喇味，说明花生仁已经霉变，其致癌性极强，切不可食用。

红枣

红枣应选择表皮呈红色、不潮湿、无霉变者。

红小豆

红小豆以颗粒饱满完整、色泽红艳、手感润滑的为好。

百合

购买干百合时，应以干燥、无杂质、肉厚且晶莹透明的为佳；购买鲜百合时，应以瓣大且匀称，肉厚、色白或呈淡黄色者为佳。

常见中药的选购

枸杞子

购买时，选择颗粒大、饱满、色鲜红者。

当归

购买时要挑选主根粗长、油润、外皮呈黄棕色、断面呈黄白色、气味浓郁者。

香附

购买时，粒大、质坚实、气味香、呈棕褐色者为上品。

黄芪

购买时，以圆柱形、分支少、上

粗下细、表面灰黄色或淡褐色、有纵皱纹或沟纹、皮孔横向延长者为佳。

杜仲

购买时，宜选择外皮呈淡棕色或灰褐色、薄皮有斜方形横裂皮孔、厚皮有纵槽形皮孔、内表皮呈暗紫色、折断后有白色胶丝、且胶丝密而多、呈银灰色、富有弹性者。

人参

购买时，以身长、枝粗大、浆足、纹理细、根茎长且较光滑以及根须上偶尔有不明显的细小疣状突起、无霉变、无虫、无折损者为佳。

三七

三七有春三七和冬三七之分，春三七为三七中的佳品。购买时，应挑选个大、体重、色好、光滑、坚实而不空的。冬三七皱纹比较多，质量比春三七差。

怀山药

购买时，以质坚实、粉性足、色白、干燥者为佳。

茯苓

购买时，以体重结实、外皮棕褐色、无裂痕、断面白而细腻、嚼起来黏性较大者为佳。

煲汤必杀技：汤底

汤底的种类繁多，每种汤底的营养价值与味道都各不相同。下面推荐几种常用的美味汤底。

猪骨高汤

◎做法：将猪棒骨、脊骨洗净，斩块，放入沸水锅中氽烫，去除血污，捞出后放入汤锅中，加适量开水，加葱段、姜块小火煲煮3~4小时熄火即可。

◎用法：可作为基础汤底进行调味，各式汤品均适用。

鸡汤

◎做法：将鸡架洗净，放入沸水锅中氽烫透，放入汤锅内，加入适量清水煮沸，以小火熬煮2小时，再加姜片去腥，继续煮至汤浓味香时撇去浮油即可。

◎用法：荤素汤品均适用。

海鲜高汤

◎做法：锅中加水煮沸，将干贝、蛏子肉等洗净放入锅中，以小火煮16分钟即可。

◎用法：汤底味道鲜美，可用于提鲜增味，适用于各式汤品。

香甜奶油汤

◎做法：将老母鸡以醋水清洗，剁块，放入沸水中氽烫，然后捞出放入汤锅中，加入适量热水以小火熬2~3小时；另起一锅，将奶油融化后与少许面粉拌匀，慢慢搅溶在汤中，至汤汁呈乳白色且略稠时即可熄火。

◎用法：常用于蔬菜及水果甜汤中。

牛骨高汤

◎做法：牛骨洗净，放入沸水锅中氽烫透，去除血水浮沫；捞出放入汤锅内，加适量开水、姜块、少许葱段，以大火烧沸，小火煲煮4~5小时，至汤汁呈乳白色，且汤汁较浓时即可熄火。

◎用法：荤素汤品均可使用此汤底。

骨肉香料汤

◎做法：将带肉的骨头洗净，剔除多余油脂，放入沸水中氽烫，再放入沸水中煮2小时，加入丁香、肉桂、百里香等香辛料或五香粉、十三香，煮至入味即可。

◎用法：荤素汤品均可使用此汤底。

蔬菜高汤

◎做法：将胡萝卜、黄豆、白菜等洗净，改刀，放入汤锅中，加入清水用小火煮1小时熄火，拣出原料，将残渣滤掉即可。可根据个人口味加不同的蔬菜熬煮，一般采用浅色蔬菜。

◎用法：此汤底常用于素汤的调理。

番茄高汤

◎做法：将西红柿用沸水烫去皮，除子，切成小块，放入汤锅中炒软，加入适量清水及洋葱块，以小火煮1小时，再放入香菜，继续煮片刻，熄火后将残渣滤掉即可。

◎用法：此汤底适用于各类汤品，味道酸甜可口，可减少摄盐量。

香菇高汤

◎做法：干香菇以适量清水浸软，去蒂，洗净，再换清水浸泡1小时左右，将香菇与浸泡香菇的水一同放入

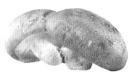

汤锅中煮沸，熄火后滤取汤汁即可。

◎用法：此汤底一般不单独使用，而是常常加入辅助调料进行调味，具有提香作用。

泡菜鸡骨汤底

◎做法：将鸡骨洗净后放入汤锅中，加适量清水熬煮成高汤，然后放入酸、甜、咸、辣等各种不同口味的泡菜和泡菜汁煮半小时左右即可。

◎用法：此汤底味道十分丰富，具备香、辣、酸、甜等各种口感。煲汤时，根据个人口味加入不同的蔬果即可。

苹果高汤

◎做法：将苹果洗净，去核，切块；汤锅中加适量水煮沸，放入苹果煲煮半小时左右即可。

◎用法：此汤底清香甜美，适用于各式汤品。

咖喱汤底

◎做法：将牛骨洗净，放入沸水中余烫，捞出，再放入热水中煮沸；用少许清水将咖喱粉搅匀，再慢慢加入汤锅中煮至入味即可。

◎用法：荤素汤品均可使用此汤底。

煲出营养美味鲜汤的小妙招

一锅美味的鲜汤不但能满足人的口腹之欲，还可强身健体、防病祛邪、增强体质。但怎样才能煲出一锅滋鲜味美的汤呢？煲汤的过程中需要注意哪些常识呢？

材料要新鲜

新鲜并不是历来所讲究的"肉吃鲜杀鱼吃跳"的"时鲜"。现代所讲的鲜，是指鱼、畜、禽杀死后在3~5小时内烹调，此时鱼或禽肉的各种酶使蛋白质、脂肪等分解为氨基酸、脂肪酸等人体易吸收的物质，不但营养丰富，味道也好。

材料要清洗干净

煲汤前，清洗材料是必不可少的一道工序。不同的材料，清洗的方法也有不同。例如，清洗腔骨、鸡块等材料时，最好用沸水氽烫一下，以去除骨头渣和血水；清洗蔬果时也不能草率了事，应采用正确的清洗方法，以清除蔬果上残留的农药。清洗蔬菜常用的方法有两种：一是先将蔬菜用清水冲洗干净，然后将蔬菜浸入盛放小苏打水的盆里，浸泡5~10分钟，再用清水冲洗干净即可；二是先用清水将蔬菜冲洗干净，然后将其放入清水盆中，并滴入几滴果蔬清洗剂浸泡片刻，最后用清水冲洗干净即可。注意，用果蔬清洗剂清洗蔬菜时，不要浸泡过久，以免清洗剂中的化学成分渗入蔬菜中。

材料放入时间有讲究

一些需要长时间炖煮的材料，如肉、鱼、某些根茎类的蔬菜，可同时放入锅中，注意根茎类蔬菜宜切大块；一些比较易熟的嫩叶类蔬菜，最好在起锅前几分钟放入，以保证食材成熟度一致。

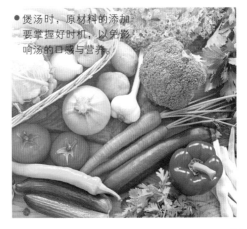

● 煲汤时，原材料的添加要掌握好时机，以免影响汤的口感与营养。

15

正确用水

水既是鲜香食物的溶剂，又是食物的传热媒介。水温的变化、用量的多少对汤的味道有直接影响。熬汤最好用冷水，因为热水会使肉的外层蛋白质因高温而马上凝固，从而导致蛋白质不能充分溶解到汤里。煮汤时，用水量可以是主要食材重量的2~3倍，也可按熬1碗汤加2倍水的方法计算。

适度添放调料

做汤的基本调料有盐、酱油、酱、豆豉、醋、味精、鸡精、蚝油、虾油、辣椒、姜、葱、花椒、大料、香叶、丁香、孜然、肉蔻、小茴香、陈皮等。煲汤讲究原汁原味，过多地加入调料，会影响汤的口感，破坏汤的营养成分，因此，调料不宜放入过多。另外，还有一点要特别注意，即熬汤时不宜先放盐，因为盐具有渗透作用，会使原料中的水分排出，导致蛋白质凝固，汤的鲜味不足。

掌握煲汤时间

煲汤的时间不能一概而论，要根据具体煲汤材料的不同而有所区别。例如，蔬菜汤易熟，因此煲汤时间就应短一些；骨头汤时间则要长一些。

另外，选用不同的器具，煲汤的时间也不同。例如：使用砂锅煲汤，时间要长一些；选用高压锅则要短一些。

掌握煲汤火候

汤对火候的要求很高，一锅味道鲜美的汤，是用大火炖煮还是用小火慢熬，要因所选原材料而定。胡乱用火，会破坏汤中的养分。一般情况下，可遵循大火烧沸、小火慢煨的要诀。另外，要想汤清、不浑浊，就要用微火，使汤只开锅，不沸腾。沸腾的水会使汤里的蛋白质分子凝结成许多白色颗粒而导致汤汁浑浊。

清汤、浓汤随心换

让汤变浓的窍门

使汤汁变浓的方法有两个：一是在汤中勾上薄芡，增加汤的稠厚感；二是加油，令油与汤汁混合成乳浊液，方法是将油烧热，冲入汤中，盖严锅盖，以大火烧片刻，汤就会变浓了。

让汤变清爽的窍门

有些油脂成分较多的原料在煲煮的过程中会析出更多的油脂，使得汤特别油腻。如果想让汤变得清爽一些，可将少量紫菜在火上烤一下，然后撒入汤中，即可吸去过多的油脂。

第三章

常用粥膳汤饮食材的黄金搭配

中医讲究药材的配伍使用，其实，食物也一样，也需要科学合理的搭配，避开对人体不利的食材配伍。正确的食物搭配可起到营养与功效互补的作用，本章列举了多组食材的巧妙搭配，让美味的汤粥营养与功效倍增。

猪蹄 ✦ 花生

　　猪蹄富含胶原蛋白，具有美容养颜、延缓衰老之作用。花生富含不饱和脂肪酸，可以调节胰岛素分泌，改善血液黏稠的状况，非常适合糖尿病患者食用。猪蹄与花生搭配食用，可以提升人体免疫力。

花生猪蹄小米粥

材料 猪蹄2个（约500克），花生、小米各半杯，香菇片15克。

做法

1 猪蹄处理干净后与适量水一同放入锅中，煮至软烂，去蹄取汁。

2 小米淘洗干净，与花生、猪蹄汁一同放入锅中，粥成后放入香菇片煮约5分钟即可。

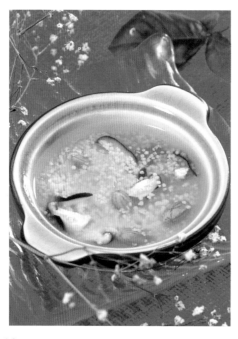

猪蹄花生红枣汤

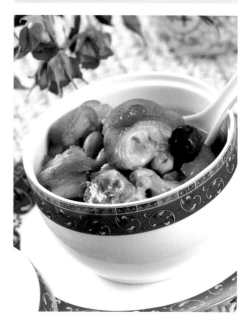

材料 花生50克，红枣10颗，枸杞子少许，猪蹄2个（约500克）。

调料 盐、味精各适量。

做法

1 猪蹄、花生、红枣、枸杞子分别处理干净。

2 将猪蹄切成块，与花生、红枣同入锅中，加适量水煮至熟烂，加枸杞子略煮，加入盐、味精调味即成。

鸡肉 ❖ 红枣

　　鸡肉富含蛋白质，红枣含有多种维生素及矿物质，二者搭配可促进人体对各种营养成分的吸收。中医认为，鸡肉、红枣均有益气补血的作用，可帮助人体恢复精力，增强体质，提高免疫力。另外，这组搭配还可补血调经，养颜美容，改善女性皮肤粗糙的状况，使肌肤更加细嫩。

红枣枸杞鸡汤

材料 鸡腿1个（约200克），黄芪4片，红枣8颗，枸杞子适量。

调料 醪糟1大匙，盐适量。

做法

1 鸡腿剁成数块，放入沸水中略氽烫后捞出洗净；其他材料略洗备用。

2 准备炖盅，放入所有材料及调料，密封，放入蒸笼蒸炖1小时即可。

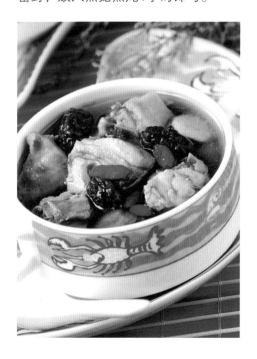

红枣莲子鸡汤

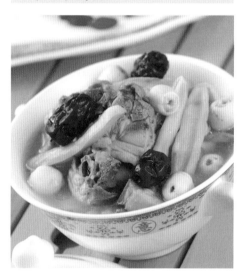

材料 净仔鸡1只（约500克），红枣50克，莲子30克，口蘑2个。

调料 盐、料酒、味精各少许。

做法

1 净仔鸡冲洗一下，剁成小块，放沸水中氽烫去血沫，盛出，洗净备用；莲子用水洗净后上屉隔水蒸10分钟；红枣泡涨；口蘑洗净，切片。

2 将鸡块、红枣、莲子、口蘑片同放锅中，加水、料酒小火慢炖至熟，用盐、味精调味即可。

海带 —◆— 猪肉

肉类中的营养成分对人体有着极为重要的作用，但如果搭配不当，也会影响身体健康，甚至引发疾病。例如，猪肉单独烹制口感过于肥腻，而且大量食用还易导致肥胖、高脂血症等问题。但是如果与海带搭配在一起，不仅更加美味，营养也更加丰富，还可补虚利水、强筋壮骨。

海带瘦肉粥

材料 干海带适量，猪瘦肉150克，大米半杯，葱花少许。

调料 盐适量。

做法

1 干海带用温水泡发开，择洗干净，切丝；猪肉洗净，切细丝。

2 大米淘洗干净，放入锅中，加适量清水，浸泡5～10分钟后，用小火煮粥，待粥沸后，放入海带丝、猪肉丝，煮至粥熟。

3 放入盐及葱花调味即可。

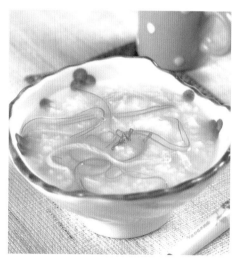

海带香菇腔骨汤

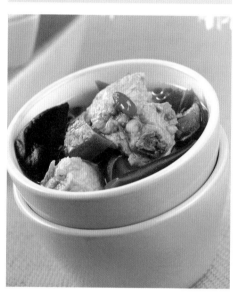

材料 腔骨500克，水发海带150克，枸杞子10克，香菇3朵，姜片少许。

调料 盐适量，料酒1大匙，醋少许。

做法

1 腔骨洗净切块，入沸水中汆烫片刻，捞出；海带洗净切段；香菇泡软洗净，去蒂，切片；枸杞子洗净。

2 锅中加清水，将材料（除枸杞子外）及料酒、醋放入炖熟，出锅前放入枸杞子、盐，再煮5分钟即可。

鸡肉 ✤ 栗子

栗子健脾养胃，益气补肾，对由肾虚引起的腰膝酸软、小便增多及由脾胃虚寒引起的慢性腹泻等症具有不错的调理效果。鸡肉的蛋白质质量较高，易被人体吸收利用，鸡肉中的油酸和亚油酸可降低人体内的低密度脂蛋白胆固醇，可预防高脂血症、动脉硬化等疾病。二者搭配，有健脾胃、益气补血、补肾强筋的作用。

香菇栗子鸡汤

材料 鸡半只（约300克），鲜栗子200克，香菇30克，葱花、姜片各少许。

调料 料酒、盐各适量。

做法

1 将鲜栗子用开水氽烫，稍浸后捞出剥皮；香菇用水浸软，去蒂，洗净，切片。

2 鸡处理干净，切块，放入加了料酒的沸水锅中氽烫去血污，捞出沥干。

3 鸡块、栗子肉、姜片放入煲内，加适量清水，先用大火煮沸后，再用小火煲1小时，最后加入香菇片煲30分钟，调入盐调味，撒上葱花即成。

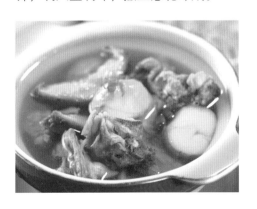

鸡肉芋头汤

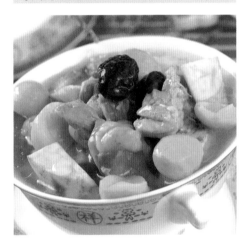

材料 鸡肉100克，栗子、芋头各50克，姜片10克，红枣少许。

调料 盐适量。

做法

1 鸡肉洗净，切块，放入锅中，注入适量清水，以大火烧开，略煮片刻以去除血水，捞出沥干。

2 栗子洗净，去壳取肉；芋头洗净，去皮切块；红枣洗净。

3 锅内注入清水，放入鸡块、栗子肉、芋头块、姜片、红枣，大火煮开，再改小火煲至材料熟烂，加盐调味即可。

胡萝卜 ——✦—— 畜肉

胡萝卜的主要营养成分是β胡萝卜素，这种营养素无法被人体直接消化吸收。由于β胡萝卜素是一种脂溶性维生素，因此应与适量食用油搭配食用，最好将胡萝卜与猪肉、牛肉或羊肉等畜肉搭配，煮熟后食用。这样，β胡萝卜素在体内的消化吸收率就可达90%。胡萝卜与畜肉搭配可养肝明目，益气补中。

胡萝卜牛肉汤

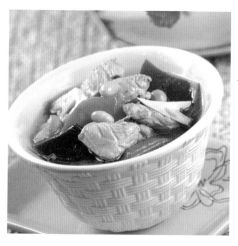

材料 牛肉400克，莲藕200克，海带80克，胡萝卜半根，黄豆50克，葱花、姜片各少许。

调料 盐、鸡精各适量。

做法

1 牛肉洗净切块，氽烫后捞出备用。

2 莲藕洗净，去皮，切块；海带洗净，切大块；胡萝卜洗净，去皮，切块；黄豆洗净泡发。

3 锅中加清水烧沸，放入所有材料以大火煲滚，再以小火煲1小时，加调料调味即可。

川贝百合安神汤

材料 川贝20克，百合30克，猪瘦肉250克，鸡爪、胡萝卜各100克，蜜枣、姜片各适量。

调料 盐适量。

做法

1 川贝、百合洗净；鸡爪洗净，去爪尖；胡萝卜、猪瘦肉洗净，切成块。

2 将瘦肉块、鸡爪分别氽烫后捞出洗净。

3 将全部材料放入清水煲内，大火煲滚，再转至小火煲1小时，加盐调味即可。

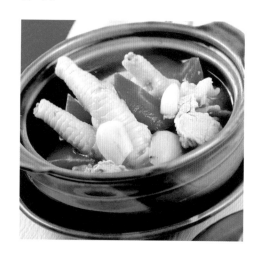

猪肝 ✚ 菠菜

猪肝含有的铁、磷等营养成分是造血必需的原料；菠菜中含有丰富的β胡萝卜素和铁。猪肝和菠菜配合，补血、养肝作用更加显著。另外，猪肝是解毒器官，难免有毒素残留，而菠菜中含有大量的维生素和膳食纤维，正好可解猪肝中残留的毒素。

猪肝菠菜粥

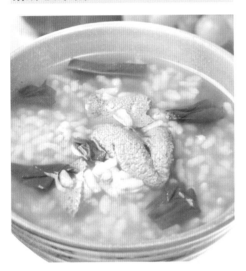

材料 猪肝200克，菠菜50克，大米100克。

调料 盐2小匙。

做法

1 大米淘洗干净，加适量水以大火煮沸，转小火煮至米粒熟软。

2 猪肝处理干净，切成薄片；菠菜去根和茎，留叶，择洗干净，切成小段。

3 将猪肝片加入粥中煮熟，下菠菜叶段煮沸，加盐调味即成。

菠菜猪肝汤

材料 新鲜连根菠菜200～300克，猪肝50克，姜丝适量，枸杞子少许。

调料 盐适量。

做法

1 菠菜择洗干净，切成段；猪肝处理干净，切片；枸杞子泡发洗净。

2 锅置火上，加入适量水，待水烧开后，加入姜丝和盐，再放入猪肝片和菠菜段，水沸肝熟后，撒上枸杞子即可盛出。

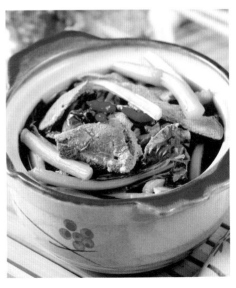

西红柿 ✦ 鸡蛋

西红柿富含维生素C、番茄红素等营养成分。维生素C有抗坏血病、润肤等作用；番茄红素能保护心血管健康，延缓衰老，防癌抗癌。鸡蛋含有蛋白质、DHA和卵磷脂等成分，对神经系统的发育十分有益，能健脑益智，预防智力衰退，是人体生长发育及维持健康必不可少的物质。

西红柿鸡蛋玉米粥

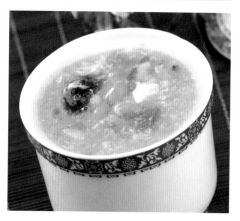

材料 西红柿200克，蘑菇100克，罐头玉米酱150克，水发青豆50克，鸡蛋1个（取蛋清），葱花少许。

调料 料酒1大匙，水淀粉2大匙，盐少许。

做法

1 西红柿洗净去蒂，切丁；蘑菇洗净切片。

2 将葱花、料酒放入油锅爆香，加水、西红柿丁和蘑菇片；煮沸后加盐、罐头玉米酱和青豆煮滚，淋入水淀粉搅匀。

3 将蛋清淋入汤中，关火轻搅即可。

西红柿鸡蛋汤

材料 西红柿2个（约300克），鸡蛋2个（约120克），海米适量，香菜叶少许。

调料 盐、味精各适量。

做法

1 将鸡蛋打入碗中，搅拌均匀；西红柿洗净，去皮及蒂，切成厚片；海米泡软。

2 油锅烧热，放入海米、西红柿片煸炒，加入水。

3 水沸后淋入蛋液，加盐、味精调味，出锅装碗，撒上香菜叶即可。

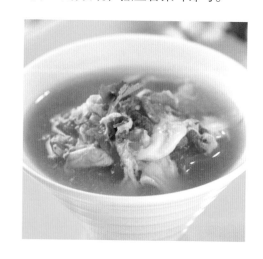

韭菜 ✦ 虾

　　韭菜可壮阳健胃，对肾阳虚所致的梦遗、早泄、腰酸、尿频、小儿遗尿、女性腰酸及白带多等症状有较好的调整作用。虾可补肾壮阳，通络散寒，对肾虚、筋骨疼痛、皮肤瘙痒、身体虚弱、骨质疏松等症有益。韭菜与虾是一组补肾壮阳的绝佳搭配，尤其适用于男性肾虚者。

鲜虾韭菜粳米粥

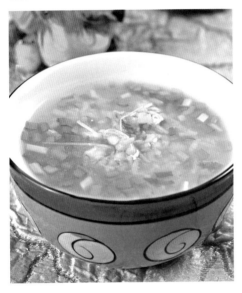

材料 粳米半杯，虾100克，鲜韭菜末50克，姜丝适量。

调料 盐适量。

做法

1 将粳米淘洗干净，用清水浸泡45分钟；虾去壳，挑去虾线，洗净。

2 粳米入锅，加适量水煮粥。

3 待粥将熟时，放入虾仁、韭菜末、姜丝、盐，继续煮至虾熟米烂即可出锅食用。

猪血豆腐汤

材料 韭菜30克，猪血、豆腐各75克，虾仁50克，蟹肉20克，姜末少许。

调料 盐、水淀粉各适量。

做法

1 韭菜择洗干净，切段；猪血洗净切块，汆烫后捞出洗净；豆腐切块；虾仁挑去虾线，洗净；蟹肉洗净切末。

2 油锅烧热，放入姜末炒香，倒入水与猪血块、豆腐块、虾仁、蟹肉末，大火煮开后转小火煮5分钟，加韭菜段、盐煮开后，用水淀粉勾芡即可。

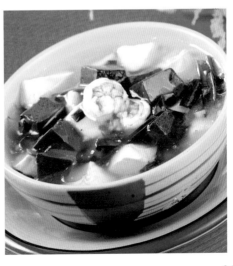

红枣 ✛ 莲子

红枣含有维生素C、钙、磷、铁等多种营养成分，经常食用可预防贫血。中医认为，红枣具有健脾养胃、养血安神、补中益气的功效，可增强体质，延缓衰老。莲子具有养心安神、清热除烦、补脾止泻、益肾固精等功效，常吃可增强记忆力，对心火亢盛所致失眠烦躁、吐血遗精等症具有不错的调理作用。

莲枣猪血汤

材料 猪血100克，红枣70克，莲子60克，枸杞子适量，香菜叶少许。

调料 白糖、盐各少许。

做法

1 猪血洗净，切片，汆汤后捞出备用；红枣洗净，去核；莲子去心，洗净；枸杞子洗净。

2 将红枣、莲子一同放入锅中，加适量水以小火煮25分钟，放入猪血片、枸杞子、白糖、盐再煮5分钟，撒上香菜叶即可。

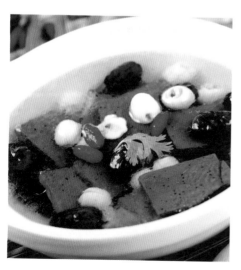

猪肠莲子枸杞汤

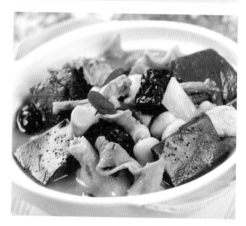

材料 党参20克，瘦肉150克，猪肠、鸡爪各100克，猪血、莲子、枸杞子、红枣各10克，姜片、葱段各适量。

调料 盐、鸡精各适量。

做法

1 猪肠切段洗净；瘦肉洗净，切粒；猪血洗净切块；鸡爪洗净剁块；莲子、枸杞子、红枣、党参均洗净；瘦肉粒汆烫沥干；猪肠段煮熟沥干。

2 将猪肠段、瘦肉粒、鸡爪块、党参、红枣、枸杞子、莲子、猪血块、姜片、葱段放入炖盅，加水炖2小时后熄火，调入盐、鸡精即可。

红枣 ✦ 桂圆

桂圆可益心脾、补气血，常用于心脾虚损、气血亏虚所致的失眠、健忘、惊悸、眩晕等症。经常用脑的人往往会耗伤心脾气血，不妨用桂圆进补。红枣常被人们称为天然维生素丸，可补血安神，健脾养胃，延年益寿。常吃红枣不但能补虚养血，还能强壮体质。红枣和桂圆搭配补血功效更为显著。

三米桂圆红枣粥

材料 薏米30克，红枣、桂圆肉各适量，紫米、糯米各80克。

调料 红糖25克。

做法

1 将薏米、紫米、糯米淘洗干净；红枣去核，洗净，每颗切成4瓣。

2 将薏米、紫米、糯米一同放锅中，加入适量清水同煮至沸，待米粒开花时，再加入红枣块、桂圆肉同煮成粥，加红糖调味即可。

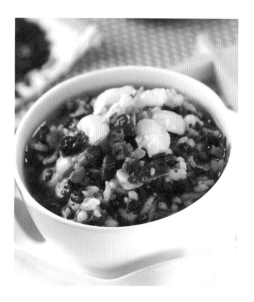

桂圆羊肉汤

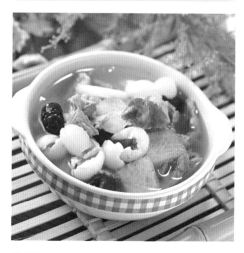

材料 红枣8颗，桂圆肉15克，羊肉200克，白萝卜100克，葱段、姜片、香菜叶各适量。

调料 盐、味精、胡椒粉、羊骨汤、香油各适量。

做法

1 红枣洗净，去核；桂圆肉洗净；羊肉洗净，切厚片；白萝卜洗净，切片。

2 锅中加入羊骨汤和所有的材料同煮，待羊肉片将熟时放盐、味精、胡椒粉。

3 材料熟透后，淋香油，出锅装碗，撒上香菜叶即可。

银耳 ——◈—— 莲子

银耳富含胶质，可促进肠蠕动，预防便秘，具有补脾开胃、滋阴润肺、清肠排毒的功效。另外，银耳还能增强人体免疫力。莲子具有补脾、益肺、养心安神、益肾固肠的作用，适用于失眠、心悸、体虚、白带过多、腹泻等症。银耳与莲子搭配，其清火排毒功效更强，可清养肺肠，延缓衰老，滋润肌肤。

莲子红枣银耳粥

材料 米饭100克，银耳25克，红枣、莲子、枸杞子各适量。

调料 冰糖适量。

做法

1 银耳用温水泡发至软，择洗干净，撕小朵；红枣洗净，泡软去核；莲子、枸杞子分别洗净泡软。

2 米饭放入开水锅中搅匀，下入银耳朵、红枣、莲子、枸杞子，煮至黏稠时，加入冰糖，至其融化即可。

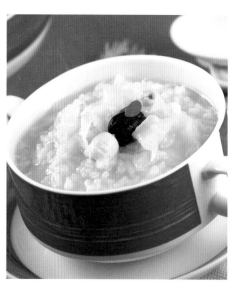

莲子银耳山药汤

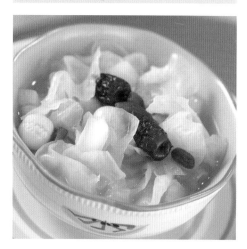

材料 红枣6颗，银耳、莲子、山药、百合各50克，枸杞子少许。

调料 冰糖适量。

做法

1 银耳、百合洗净，泡发，银耳撕小朵；红枣去核洗净；山药去皮，洗净，切块；枸杞子泡发。

2 将材料（山药块除外）同时入锅，煮约20分钟。

3 待莲子、银耳朵煮软时将山药块放入，煮至所有材料熟透，加冰糖调味即可。

中医讲究药食同源，即食物与药物一样，都能滋养人的五脏六腑，维持人体的正常生理活动。巧妙地将具有保健功效的食物做成汤粥，更能发挥食物的养生功效，让脏腑安康，使身体越来越健壮。

第 四 章

粥膳汤饮护养脏腑

养肝护肝

肝是人体重要的器官，与身体其他器官联系密切。它仿佛是一个巨大的化学加工厂，具有代谢、分泌胆汁、解毒、免疫、调节水电解质平衡等功能，因此被称作"将军之官"。平时宜多吃有疏肝养血作用的食物，同时要注意保持乐观开朗的心情。

经典对症养生食材

动物肝脏、鸭血、菠菜、糯米、黑米、高粱、红枣、核桃、栗子、牛肉、鲫鱼、桂圆等食物均有较好的养肝作用。

猪肝

猪肝含有丰富的维生素B$_2$，这对补充机体重要的辅酶、完成机体对一些有毒成分的分解有重要作用。

经常食用猪肝能补肝、明目、养血。患有高血压、冠心病、肥胖症及高脂血症的人应忌食猪肝，因为猪肝中胆固醇含量较高。

牛肉

牛肉具有补虚强体的作用，对于肝能起到保健、养护的作用，对慢性肝炎患者尤其适用。身体健康的人食用适量牛肉也可以起到保肝护肝的保健作用。

何首乌

何首乌是滋补良药，具有补益精血、润肠通便的作用，常用于血虚头晕、慢性肝炎等病症。

枸杞子

枸杞子有补肾益精、养肝明目、补血安神、生津止渴、润肺止咳的功效，是常用的汤粥养生食材，可用来煲汤、煮粥、冲茶、泡酒。

居家对症调养方案

保养肝脏的小动作

◎站立，双脚自然分开，与肩同宽，上半身要放松，双膝微屈，重心下移，自然地扭动腰部，同时晃动肩膀。整个过程注意保持自然的呼吸。

◎站立，双脚尽量分开到最大距离，膝微屈，全身放松，双臂在体前伸直，先按顺时针方向转8次，再按逆时针方向转8次。整个过程注意保持自然的呼吸。

养生粥膳

羊肝粥

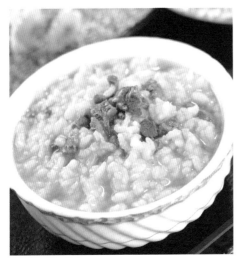

材料 羊肝130克，粳米100克，葱白、姜各适量。

调料 盐半小匙，油适量。

做法

1 羊肝洗净后切小块备用；葱洗净，切段；姜洗净，切末。

2 将粳米淘洗干净备用。

3 锅洗净置火上，放入粳米、羊肝块、葱白末、姜末、油、盐，再加水约700毫升，大火烧沸，再改用小火煮成粥，待肝熟粥稠即可。

粥膳汤饮小讲堂

此粥可补肝、养血、明目，适用于气血虚弱所致的贫血、夜盲症、目昏眼花等。

猪肝瘦肉滋补粥

材料 大米60克，猪肝、瘦肉各50克。

调料 料酒1大匙，胡椒粉、盐、淀粉各适量。

做法

1 大米淘洗干净，浸泡半小时，捞出放入锅中，加适量水，以小火煮成粥，备用。

2 将瘦肉及猪肝处理干净，切成末，加料酒、淀粉略腌。

3 将瘦肉末及猪肝末放入粥内，待粥再次煮滚时，以胡椒粉及盐调味即可。

粥膳汤饮小讲堂

此粥具有养肝、明目、解毒的功效，适合肝脏不适者食用。

注意，肝是动物体内最大的毒物中转站和解毒器官，所以买回的鲜肝不要急于烹调，应将其放在自来水龙头下冲洗10分钟，然后放在水中泡30分钟再使用。

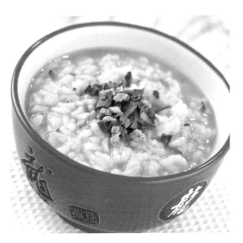

养生汤饮

菊花蛋饼汤

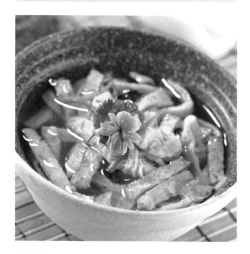

材料 杭菊花15克，鸡蛋5个（约300克），面粉30克，葱花、胡萝卜丝、香菜段各适量。

调料 盐、清汤、料酒各适量。

做法

1 鸡蛋打散，加面粉、部分盐、葱花搅匀，在平底锅中用少许油煎成金黄色蛋饼，取出放晾后切成长5厘米、宽1厘米的蛋条；杭菊花洗净。

2 锅内放清汤、料酒、杭菊花、胡萝卜丝，大火烧开约5分钟，投入蛋条，用剩余的盐调味，撒上香菜段即成。

粥膳汤饮小讲堂

鸡蛋中的蛋白质对肝脏组织的损伤有修复作用，蛋黄中的卵磷脂可促进肝细胞再生。

枸杞子黄芪保肝汤

材料 驴肉100克，黄芪50克，枸杞子30克，香菜叶少许。

调料 盐、味精各适量。

做法

1 将黄芪、枸杞子挑去杂质，洗净；驴肉洗净，切块。

2 驴肉块放入沸水中余烫2分钟，撇去浮沫。

3 在锅中加入黄芪、枸杞子，一直煮至肉烂。

4 加入盐、味精调味，出锅装碗，撒上香菜叶即可。

粥膳汤饮小讲堂

这道汤空腹食用能养肝明目、补气升阳、利尿消肿、滋补肝肾，对劳损、风眩、心烦等症有较好的辅助食疗作用。

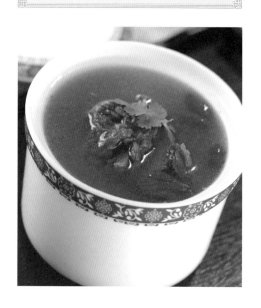

补肾壮阳

中医认为，肾是人的先天之本。当肾的功能失调时，往往会出现肾虚、肾阳不振等病症，这时就需要补肾、补阳气。现代人竞争压力大，生活没有规律，加上情绪较不稳定，肾脏容易受影响而逐步亏损，因此应注重养肾壮阳。

经典对症养生食材

羊腰、羊肉、狗肉、虾、鳝鱼、海参、韭菜、核桃等食物具有很好的补肾壮阳作用。中医养生理论认为，有些五谷杂粮以及新鲜的蔬菜水果也可以补肾，如扁豆、刀豆、豇豆等。

牡蛎

牡蛎含有丰富的锌、铁、磷、钙等多种营养素，有滋阴潜阳、补肾涩精的功效，对男子遗精、虚劳乏损、眩晕耳鸣、自汗盗汗、肾虚阳痿等有较好的调理作用。

韭菜

韭菜性温，有"起阳草"之称，在养阳方面效果显著。中医认为，韭菜可温中开胃，行气活血，补肾助阳，调和脏腑，对于因阳虚引起的多种病症都具有很好的调理作用。

虾

虾是有名的壮阳之品，有补肾壮阳、益气养血、通络散寒、化瘀解毒、开胃、通乳等作用，对肾虚、筋骨疼痛、身体虚弱和神经衰弱等症有益。但虾为发物，有宿疾者忌食。

羊肉

羊肉性温，历来被当作冬季进补的重要食物之一。羊肉在《本草纲目》中被称为补元阳、益血气的温热补品，不仅可以去湿气，避寒冷，暖心胃，还具有补肾壮阳的作用。

经典对症养生中药

鹿茸

鹿茸是一种名贵的中药，具有壮元阳、补气血、强筋骨的功效，能帮助机体恢复精力，改善睡眠及食欲，常被用于治疗由肾阳虚引起的阳痿、滑精、精亏眩晕、腰膝酸冷等症。

冬虫夏草

冬虫夏草是一种虫菌复合体，具有补肾壮阳、强身延年等作用，可增强心血管、肝、肾功能，常用于自汗盗汗、阳痿遗精、腰膝酸痛、病后久虚等症。

养生粥膳

香菇羊骨糯米粥

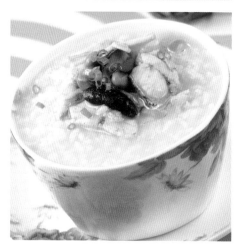

材料 羊胫骨1~2根，香菇片、净青豆、糯米各适量，葱花、枸杞子各少许。

调料 盐适量。

做法

1 将羊胫骨洗净，剁成块；枸杞子泡发；糯米淘洗干净。

2 在瓦煲中放入适量清水，用大火烧开后放入羊胫骨块、香菇片、糯米、青豆，改用中火煲约35分钟，再加入枸杞子、调入盐继续煲8分钟，撒上葱花即可。

粥膳汤饮小讲堂

此粥有补肾壮阳、补脾益血、强身健骨、健胃固齿的功效，对腰膝酸软乏力、贫血、血小板减少性紫癜等病症有良好的作用。

韭菜粥

材料 鲜韭菜末60克，粳米100克。

调料 盐少许。

做法

1 将鲜韭菜末放入开水中汆烫，捞出备用。

2 将粳米煮成粥，待粥沸后加入韭菜末，用盐调味即可。

粥膳汤饮小讲堂

韭菜适用于肝肾阴虚、盗汗、遗尿、尿频、阳痿、阳强（男子阴茎异常勃起不倒数小时）、遗精、梦遗、反胃、下痢、腹痛，女性月经病、痛经、经漏、带下以及跌打损伤、吐血、鼻衄等病症，是男性阳痿最常用的食补菜。应选新鲜的韭菜煮粥，现煮现吃，隔日粥不要吃。阴虚内热、身有疮疡以及患有眼疾者忌食。另外，如果是作为食补，最好在春季多吃韭菜。

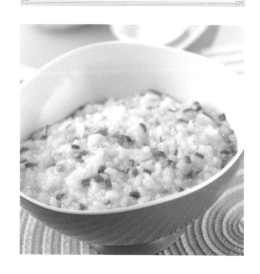

养生汤饮

鲜虾青苹果姜汤

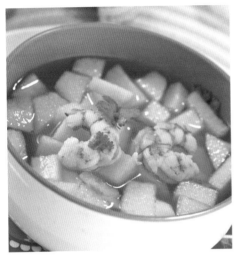

材料 青苹果1个（约150克），虾500克，姜片、香菜叶各少许。

调料 盐、胡椒粉、橙汁各适量，鱼露1大匙，柴鱼高汤适量。

做法

1 将大虾剥去外壳（外壳留用），挑除虾线，洗净；青苹果洗净，去核，切块；姜片洗净，备用。

2 锅中加柴鱼高汤，煮沸后下入虾壳、姜片煮10分钟，去渣取汁，下入青苹果块及盐、胡椒粉、橙汁、鱼露煮沸，再下入虾仁氽煮变红，撒上香菜叶即可。

> **粥膳汤饮小讲堂**
> 此汤可补肾阳，益心气，解疲劳。

虾仁猫耳朵汤

材料 猫耳朵100克，虾仁20克，肉片10克，豌豆10粒，香菇1朵。

调料 清汤、盐、鸡精各适量。

做法

1 虾仁、肉片分别用沸水氽烫，捞出洗净，沥干。

2 将香菇用清水泡发，洗净去蒂，切成丁。

3 锅内加水烧开，放入猫耳朵煮至八成熟。

4 向锅内注入清汤，然后下入猫耳朵、香菇丁、虾仁、肉片、豌豆煮熟，加盐、鸡精调味，最后出锅装碗即可食用。

> **粥膳汤饮小讲堂**
> 虾是补阳之物，尤其适合男性调理肾阳。因此，男士宜常饮此汤。

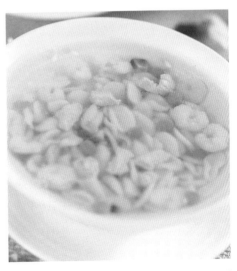

猪腰萝卜双花汤

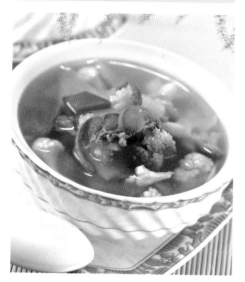

材料 猪腰2个（约300克），菜花200克，胡萝卜1根（约200克），西蓝花50克，洋葱块50克。

调料 盐适量，酱油1大匙，味精半小匙，高汤6杯，葱油少许。

做法

1 将猪腰对半剖开，去净内部白色筋膜、腰臊，洗净后切成约3厘米长的片；菜花、西蓝花洗净切小朵；胡萝卜洗净，切片。

2 起锅热油，下洋葱块炒软，依次下猪腰片、胡萝卜片、酱油拌炒，倒入高汤煮沸，下菜花朵、西蓝花朵、盐、味精煮至入味，淋上葱油即可。

粥膳汤饮小讲堂
这款汤不仅有十分明显的补肾壮阳效果，还可以强身健体。

蚝油羊肉洋葱汤

材料 洋葱1个（约300克），羊肉300克，葱花、姜末各少许。

调料 盐适量，蚝油、味精各少许。

做法

1 将羊肉切成薄片，放入热水中汆烫以去油脂，捞出洗净；洋葱去皮，洗净，切块，备用。

2 锅内加蚝油烧热，下姜末、葱花、洋葱块略炒。

3 在锅内加入适量的清水烧至沸腾，把羊肉片下入锅中，至出锅前五分钟加盐、味精调味，盛出即可。

粥膳汤饮小讲堂
羊肉具有益气补虚、促进血液循环的作用，经常食用可养肾壮阳，改善血液循环，让人拥有好气色。

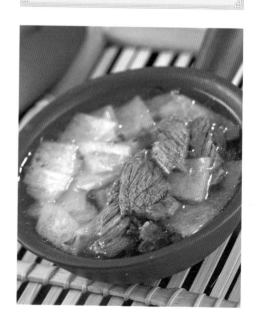

健脾养胃

中医认为，脾胃是人的后天之本，是五脏气血产生的源头。脾在五行中属土，是人体气血的"生产车间"。多吃清淡易消化的食物，每餐不过饱，保持心情舒畅、适量运动是调理脾胃功能的好方法。

经典对症养生食材

脾虚患者应适量食用土豆、香菇、扁豆、栗子、红枣、山药、鸡肉、兔肉、猪肚、羊肚、牛肉、桂圆、银耳等食物。

扁豆

扁豆是餐桌上常见的蔬菜之一。现代医学认为，扁豆含有多种维生素和矿物质，经常食用能健脾益胃，增进食欲。用扁豆和粳米做的粥非常适合脾胃虚弱、食少呃逆、慢性腹泻者食用。

红枣

红枣具有很好的健脾养胃功效，对于脾胃虚弱引起的多种病症都有很好的食疗作用。

居家对症调养方案

滋养脾胃的两大名穴

◎太白。太白穴位于足内侧缘第1跖骨小头后下方凹陷处，有健脾的作用，是治疗脾胃虚弱的重要穴位。脾虚之人，症见手脚发凉、头晕、胃胀难消化、腹泻，可以拇指或笔杆按摩太白穴来缓解，以有痛感为度。按摩时也可采用单食指扣拳法或扣指法，由脚趾向脚跟方向，由轻渐重推压5次。辅助手扶于足背，指背顶压时力度要均匀，并逐渐由轻加重。

◎章门。章门位于侧腹部第11肋游离端的下方。凡五脏疾患，皆可酌情按摩章门。可以用一手手掌部从一侧章门穴横摩到另一侧章门穴处，按摩此部位有治疗腰腹疼痛、疏通脾经脉气的作用。也可将两手做掐腰式，大拇指在后，其余四指在前，掌心虚按在髂嵴部，用指捏法捏按游离肋所处部位，即可刺激到章门穴。还可用双手手指指端按压此穴，并且做环状运动。左右同时进行数10次。

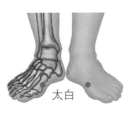

太白

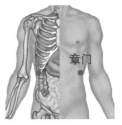

章门

养生粥膳

椰汁紫米粥

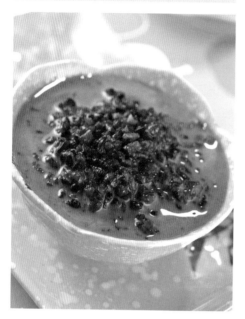

材料 紫米150克，椰汁适量。

调料 白糖适量。

做法

1 将紫米淘洗干净，浸泡2小时，捞出，沥干水分备用。

2 紫米下入锅中，加入清水，大火煮沸，转小火慢煮30分钟，至粥浓稠时下入椰汁及白糖，搅匀，出锅装碗盛出即可。

粥膳汤饮小讲堂

紫米性柔润，有利膈养胃、生津液、安神定志、补脾生血的功效，特别适合老年人晨起食用。

陈皮黄芪猪肚粥

材料 粳米150克，猪肚100克，陈皮6克，黄芪20克，姜、葱各10克，水发枸杞子少许。

调料 料酒10克，盐、味精、胡椒粉各适量。

做法

1 陈皮洗净，切细丝；黄芪洗净，润透，切薄片；猪肚洗净，切成均匀的块状；姜洗净，切片；葱洗净，切花；粳米淘洗干净。

2 将粳米、陈皮丝、黄芪片、猪肚块、料酒、姜片、葱花同放锅内，加适量清水，以大火烧沸，转小火煮35分钟，加盐、味精、胡椒粉，撒上枸杞子即成。

粥膳汤饮小讲堂

洗猪肚时首先用淀粉反复搓洗，用水冲干净，然后用食盐反复搓洗，再用流动的水长时间冲洗至干净，如此可彻底洗净肚内的污物。

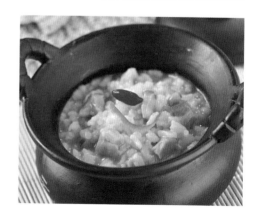

养生汤饮

土豆盖菜汤

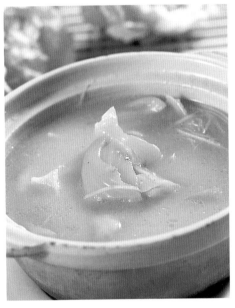

材料 土豆、盖菜各200克，姜丝适量。

调料 盐、鸡粉、胡椒粉、高汤各适量。

做法

1 土豆洗净，去皮切块；盖菜择洗干净，手撕成大片。

2 油锅烧热，放入姜丝爆香，加入土豆块翻炒。

3 加入高汤，熬煮至土豆块棱角模糊，加入盖菜片。

4 加入盐、鸡粉、胡椒粉调味即可。

粥膳汤饮小讲堂

土豆具有和中养胃、健脾利湿的作用，可增强脾胃的消化功能。

芋头豌豆苗汤

材料 芋头100克，豌豆苗50克。

调料 鸡汤、盐、鸡精各适量。

做法

1 芋头洗净，切块，备用；豌豆苗洗净，备用。

2 锅内注入鸡汤，放入芋头块煮熟，加入豌豆苗煮开，放盐、鸡精调味即可盛出。

粥膳汤饮小讲堂

芋头具有益胃、宽肠、通便、解毒等作用，脾胃不适者适量食用可缓解症状。注意，豌豆苗不要过早入锅，且煮制时间不要过久，以免过熟。

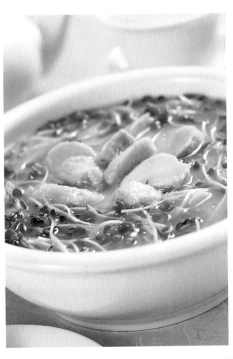

清肠排毒

肠道是食物残渣排出人体的通道，肠道一旦出现问题，人体就容易囤积毒素，造成吸收及排便问题，进而导致肠道疾病。因此，只有保持肠道清洁、没有毒素，人才能远离疾病，延年益寿。如果近期出现痘痘、皮肤粗糙、便秘等情况，说明体内可能有毒素。

特效对症营养素

膳食纤维

膳食纤维包括可溶性和不可溶性两类，其不但能增加粪便的体积和重量，促进肠道蠕动，还可扩张血管，促进肠道血液循环。如果食物中缺乏膳食纤维，可引起胃肠道结构损害和功能障碍，导致某些疾病。另外，多食膳食纤维还可减少致癌物与肠壁接触的机会，并促使其排出体外，从而起到预防大肠癌的作用。

经典对症养生中药

要保持肠道年轻、防止毒素囤积，就应该多吃一些能促进肠道蠕动、活化肠道的食物，如芝麻、海带、黑木耳及绿叶蔬菜等。

芝麻

芝麻含有丰富的不饱和脂肪酸，具有很好的滑肠功效，可预防便秘，防止肠道内毒素囤积。但每次用量不宜过多，以免导致腹泻。

黑木耳

黑木耳不但能清肺，还有很好的清洁胃肠作用，因此被称作"人体的清道夫"。黑木耳中含有的植物胶质有较强的吸附力，可以清洁肠道和血液，经常食用还可以有效清除体内的污染物质。

居家对症调养方案

保健肠道的按摩操

◎被按摩者取仰卧位，除拇指外，按摩者并拢其余四指，用指腹沿被按摩者的肚脐周围顺时针方向摩擦20次。

◎被按摩者改为俯卧位，按摩者张开五指，用拇指指腹按压腰椎两侧相关穴位，其余四指抱住两侧腰部，注意按揉时力度要适中，每穴每次5分钟，至被按摩者感觉酸胀为宜。

◎用手掌小鱼际沿脊柱自上而下反复摩擦5次，至被按摩者皮肤发红为度。

养生粥膳

红薯粳米粥

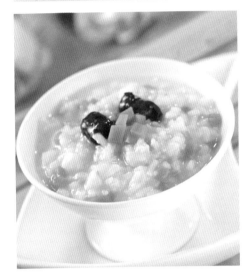

材料 红薯200克，红枣9颗，粳米100克。

调料 红糖30克。

做法

1 红薯洗净，切成小块；红枣洗净；粳米去杂质，洗净备用。

2 锅内加适量水，放入红枣、粳米煮粥，五成熟时加入红薯块，再煮至粥熟，调入红糖即成。

粥膳汤饮小讲堂

红薯是一种药食兼用的健康食品，含有大量膳食纤维，膳食纤维在肠道内无法被消化吸收，能刺激肠道，增强蠕动，通便排毒，尤其对老年人便秘有较好的疗效。

黑木耳红枣粥

材料 黑木耳5克，红枣5颗，粳米100克。

调料 冰糖汁适量。

做法

1 将黑木耳放入温水中泡发，去蒂，洗净，撕成朵，放入锅内；将粳米淘洗干净，放入锅内；红枣洗净，去核，放入锅内。

2 锅内加适量水。

3 将锅置大火上，烧开后转小火熬煮，待黑木耳软烂，粳米成粥后，加入冰糖汁搅匀即成。

粥膳汤饮小讲堂

黑木耳中含有丰富的胶原物质，可把残留在人体消化系统中的灰尘、杂质吸附集中起来排出体外，从而起到清胃涤肠的作用。

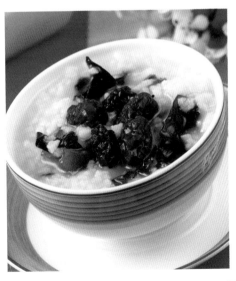

养生汤饮

美味牛蒡豆皮汤

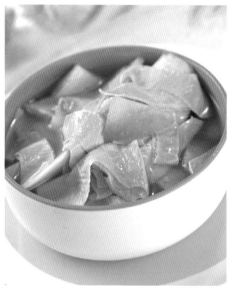

材料 牛蒡50克，豆皮100克。

调料 盐适量，味精少许。

做法

1 将新鲜牛蒡洗净，去皮后切片。

2 豆皮加水泡软，洗净切块备用。

3 锅中加适量清水，大火煮沸，先放入牛蒡块，中火煮20分钟后再加入豆皮块同煮。

4 煮熟后，加盐、味精调味。

粥膳汤饮小讲堂

此汤富含丰富的膳食纤维，能有效清理肠胃，优化胃肠道的内环境，加快毒素排出。经常食用，能维持人体健康。

双色太极浓汤

材料 南豆腐1块（约250克），青菜100克。

调料 清汤、盐、鸡精、淀粉各适量。

做法

1 南豆腐切成丁，入沸水中汆烫，捞出沥干。

2 青菜洗净，入沸水中汆烫至熟，切成末，备用。

3 锅内注入清汤，下入豆腐丁煮熟。

4 在锅内加盐、鸡精、淀粉调味，装入大碗中，将青菜末淋入形成太极形状即可。

粥膳汤饮小讲堂

青菜中富含膳食纤维，可促进胃肠蠕动，涤荡肠道中的食物残渣，排出毒素，防止便秘，与豆腐搭配煲汤，还能起到滋养肠胃的作用。

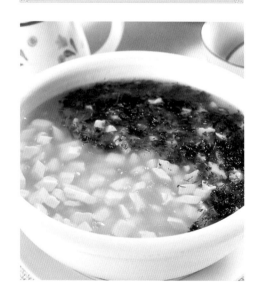

养肺护肺

中医认为，肺是主管体内"气"的生成和散布的器官，能为脏腑挡风遮雨。肺还是身体内外气息的交换场所，可将新鲜空气吸入肺中，呼出肺中的浊气，完成气体交换。当肺出现病变时，体内的"气"与各脏腑就会出现病症。只有肺部濡润，才能保证身体健康。

经典对症养生食材

莲子、百合、银耳、黑木耳、雪梨等食物均具有很好的润肺作用，肺部不适者可常食。

雪梨

雪梨具有很好的润肺化痰、清热利咽功效。用雪梨做汤粥，可滋阴润燥，美容养颜。

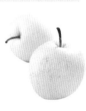

银耳

银耳是滋阴润燥的佳品，可滋阴润肺，改善肺热咳嗽等症。常吃银耳可帮助化痰，清除肺部垃圾。

黑木耳

黑木耳具有很好的清肺作用，尤其适合做成汤粥，这样有利于黏液析出。

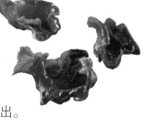

黑木耳黏液可以附着肺部垃圾，帮助其排出体外。

经典对症养生中药

杏仁、鸡血藤、白果、冬虫夏草等药物都具有较好的润肺止咳功效，肺气不宣者可适量服用。

杏仁

杏仁具有很明显的润肺作用，能降气、止咳、平喘，对咳嗽气喘、胸满痰多、血虚津枯等症有不错的治疗效果。

居家对症调养方案

简单易做的健肺运动

◎**扩胸运动**。站立，吸气的同时伸展双臂，尽量扩展胸部；呼气，还原。

◎**转体推胸**。吸气，上半身缓慢地向右后方转动，右臂侧平举向右后方伸展；呼气，左手平放于右侧胸前向右推动胸部。然后换另一侧做同样的动作。

◎**抱膝压胸**。取坐位，呼气，抬起左腿，抱住小腿，向胸部挤压；吸气，还原。换另一侧做同样的动作。

养生粥膳

银耳西米粥

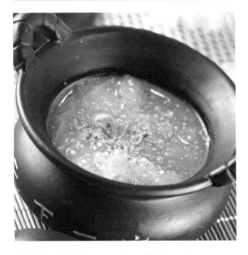

材料 小西米150克，银耳25克。

调料 白糖、糖桂花各适量。

做法

1 将银耳去掉杂质，用温水泡软，洗净，撕小朵；小西米用清水泡软，上笼蒸熟。

2 锅置火上，放入银耳、清水，大火烧沸后，转小火焖40分钟，加入小西米、白糖，再沸后，加入少量糖桂花。

3 起锅倒入碗中即可。

粥膳汤饮小讲堂

银耳的营养成分相当丰富，含有蛋白质、脂肪和多种氨基酸、矿物质等。银耳蛋白质中含有17种氨基酸，人体所必需的多种氨基酸，银耳都能提供。

百合鲫鱼糯米粥

材料 鲫鱼300克，百合100克，糯米200克，水发枸杞子少许。

调料 盐适量。

做法

1 鲫鱼去鳞、鳃、内脏，洗净，控干水分，经油炸后加开水、盐，煮烂，去渣留汤。

2 百合去掉杂质，在清水中浸泡半小时；鱼汤倒入锅中，加入糯米，用小火熬煮。

3 待米开花后加入鱼、百合、枸杞子同煮20分钟后调入盐即可出锅。

粥膳汤饮小讲堂

百合具有清肺润肺的功效，尤其是在干燥的秋季，适量食用百合对肺健康十分有益。

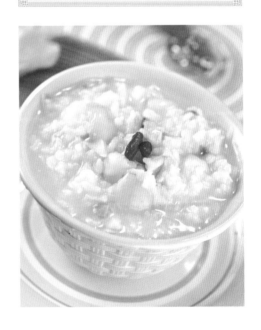

养生汤饮

雪梨鲜奶白果汤

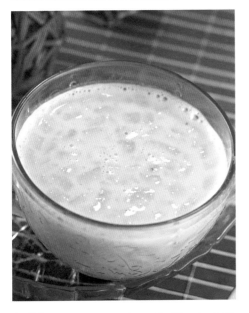

材料 鲜牛奶150克，雪梨2个（约300克），净白果肉20克。

调料 蜂蜜、白糖、水淀粉各适量。

做法

1 将雪梨洗净，去皮、核，切成小滚刀块。

2 锅内放适量清水，加入梨块、白果肉煮至白果熟，再加入蜂蜜、牛奶，搅匀后用白糖调味，用水淀粉勾芡，装碗即成。

粥膳汤饮小讲堂

雪梨可以有效地清肺润肺，止咳平喘。

苹果杏仁银耳汤

材料 苹果2个（约400克），甜杏仁20克，银耳50克，水发枸杞子少许。

调料 草莓酱、冰糖各适量。

做法

1 银耳泡发至软，洗净后撕成小朵；杏仁洗净，备用。

2 将苹果洗净，削皮去核，苹果肉切成丁。

3 将银耳朵、杏仁、苹果丁、冰糖放入锅内，加适量清水炖30分钟后，放入草莓酱及枸杞子，搅拌均匀即可。

粥膳汤饮小讲堂

中医认为，甜杏仁入肺、大肠经，有止咳、润肺、润泽肌肤的功效。现代医学证明，甜杏仁含有丰富的脂肪油、蛋白质、维生素A、维生素E及矿物质，它们能帮助肌肤抗氧化，抑制黄褐斑生成，使肌肤光滑细致。

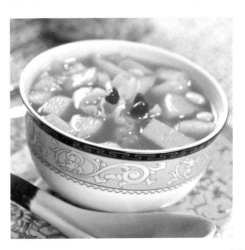

养心安神

中医认为，心是五脏六腑的君主，有非常重要的地位。中医里说的养心，保养的不只是心脏，还有精神。如果心养好了，一般的疾病就没有机会入侵。因此，人若想健康长寿，就要从养心开始。

经典对症养生食材

百合、薏米、小麦、小米、蜂蜜等食物都有很好的养心安神作用，可以用来制作养心汤粥。

小米

小米具有很好的养心安神功效，能缓解精神紧张、压力过大、疲惫乏力，还能改善皮肤粗糙。

蜂蜜

蜂蜜具有滋阴润燥的功效，可润肺养心，滋养肌肤。每天晨起后喝一杯蜂蜜水，还可起到润肠、通便、排毒的作用。

百合

百合具有养阴润肺、清心安神等功效，和能补中益气、强健筋骨的肉类搭配，其功效更为显著。

经典对症养生中药

莲子、菊花、桂圆、柏子仁、远志、首乌藤、天麻、冰片、人参、川芎、西洋参、黄芪等药材都具有养心安神的作用。

酸枣仁

酸枣仁有养肝、宁心、安神、敛汗功效，对虚烦不眠、惊悸怔忡、烦渴、虚汗等病症均有效。将酸枣仁捣碎熬成汁做米粥，可起到良好的安神镇静作用。

居家对症调养方案

按摩养心名穴——神门

神门在腕部腕掌侧横纹尺侧端、尺侧腕屈肌腱的桡侧凹陷处。对于气血痹阻引起的心痛和心神失养、心火亢盛、痰蒙心窍所

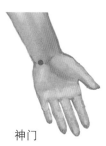

神门

致的心烦，以及惊悸、怔忡、健忘、失眠等病症，按摩神门穴均可得以改善。平时有心慌、气短、胸闷等症状，可通过按揉神门和大陵穴达到缓解症状之效。

养生粥膳

酸枣仁粳米粥

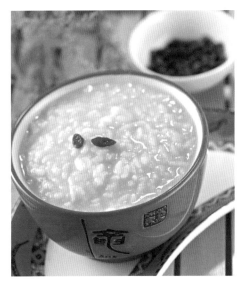

材料 粳米100克，净生地黄、净酸枣仁各30克，水发枸杞子少许。

调料 白糖适量。

做法

1 酸枣仁加水研末，取汁；生地黄煎汁，去渣；粳米淘洗干净，备用。

2 将洗净的粳米放入锅内，加适量清水，大火煮沸。

3 将酸枣仁汁、生地黄汁倒入煮沸的粳米锅中，改用小火煮至粥稀，加枸杞子，调入适量白糖即可食用。

芝麻桂圆小米粥

材料 桂圆5颗，黑芝麻50克，小米100克。

调料 白糖少许。

做法

1 将桂圆去核取肉，冲洗干净；小米淘洗干净；将黑芝麻炒香，备用。

2 锅中加入清水，先下入小米，开火煮至小米半熟时，再下入桂圆肉和炒香的黑芝麻，继续煮至米熟粥成时，依个人口味加入白糖调味即成。

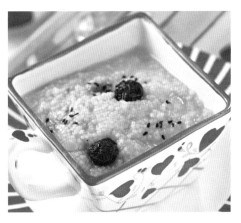

养生汤饮

枸杞百合莲子汤

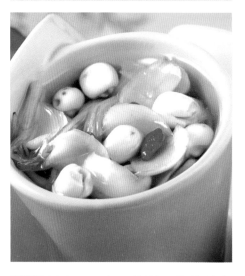

材料 百合100克，莲子、黄花菜各50克，枸杞子适量。

调料 冰糖适量，清汤适量。

做法

1 将百合洗净；黄花菜、枸杞子用温水泡开洗净；莲子洗净，去心，煮熟，备用。

2 锅中放入清汤、百合、黄花菜，再加莲子、枸杞子，加入适量冰糖，用中火烧沸后出锅即成。

粥膳汤饮小讲堂

这款汤不含有任何脂肪，想要减肥的人可以放心大胆地吃。百合不但有清肺止咳、清心安神的功效，还可以延缓衰老。

银鱼茼蒿汤

材料 茼蒿150克，银鱼200克，净虾仁、水发香菇各20克，胡萝卜丝少许。

调料 盐、香油、鸡汤各适量。

做法

1 茼蒿择洗干净，切段；银鱼处理干净，备用；香菇去蒂，洗净，切片，备用。

2 锅中加适量鸡汤煮沸，先放入香菇片和胡萝卜丝，用盐调味。

3 香菇片熟软后，加银鱼、虾仁、茼蒿段同煮，入味后淋入香油即可。

粥膳汤饮小讲堂

茼蒿可以养心安神，降压补脑，清血化痰，润肺补肝，稳定情绪以及防止记忆力减退。银鱼肉质洁白、细腻，富含高蛋白、钙、磷等营养元素，与清肝润燥的茼蒿共食，可有效改善心肝火旺引起的焦躁情绪。

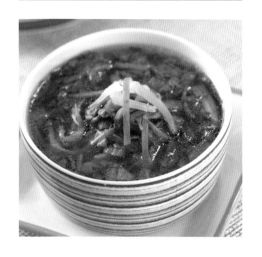

中医认为，健康的人体应具备气血充盈、阴阳平衡、经脉畅通等特征，人体一旦出现与上述相反的体征，就说明需要调养了。合理地利用粥膳、汤饮调理身体，能匡扶人体的『正』气，帮助人体恢复健康。

第 五 章

粥膳汤饮
荣养全身

益气养血

中医认为，气血是人体脏腑、经络等进行生理活动的物质基础。气血不足会影响脏腑组织的正常工作，从而诱发疾病。气血对人体健康有着决定性作用，只有将气血调理顺畅，才能达到养生保健的目的。因此，益气养血是养生保健的根本。

经典对症养生食材

红枣、花生、山药、糯米、桂圆、栗子、乌鸡、红糖等食物具有益气养血的功效，气血虚弱者可适量食用。

栗子

栗子具有养胃健脾、补养气血、补肾强筋、活血止血的功效。其滋补作用可与人参、黄芪、当归等媲美。

红糖

红糖具有养血活血、温中暖胃的作用，对女性月经不调、痛经、宫寒、产后恶露不净等病症具有很好的调理作用，还能防止因经血流失引起的贫血。因此，经期血流量大、腹痛的女性可多喝一点红糖水。

乌鸡

乌鸡具有滋阴补血、清热除烦、美容养颜的作用，补血效果尤为显著，对虚劳所致的月经不调、赤白带下、腰膝酸软及气血虚亏引起的妇科疾病有很好的食疗效果。

经典对症养生中药

黄芪

黄芪具有补气固表、利水消肿等功效，可增强人体的免疫功能，有效降压，还能延缓衰老。

西洋参

西洋参是补气益津的首选药材，具有增强中枢神经系统功能、保护心血管系统、促进血液循环、辅助治疗糖尿病、提高人体免疫力等功效。

灵芝

灵芝是益气佳品，对虚劳、气喘、咳嗽、失眠等病症具有不错的辅助疗效。研究表明，灵芝还具有降压、养肝、强化心脏功能等作用，能提高人体免疫系统功能。

阿胶

阿胶是补血圣品，具有较好的补血效果，贫血者可适当服用阿胶来补血。另外，阿胶还有很好的美容功效，可滋润肌肤。

养生粥膳

红枣阿胶粥

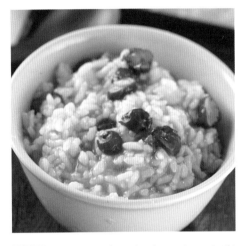

材料 阿胶100克，红枣20克，大米150克。

调料 红糖适量。

做法

1 锅洗干净，置于灶上，阿胶放入锅里，加适量水煮至溶化；红枣洗净。

2 大米淘洗净，控干水分，放入锅中，加适量水搅拌一下熬煮成粥。

3 粥将煮熟时加入溶化了的阿胶、红枣、红糖，搅拌均匀，煮至红枣熟烂即可。

粥膳汤饮小讲堂

阿胶具有补血、止血、滋阴、润燥的功效；红枣有健脾暖胃、益气养血的功效。常食此粥可补血，益气，固精。

山药红枣小米粥

材料 净人参10克，猪瘦肉、山药各50克，红枣10颗，小米60克，水发枸杞子少许。

调料 盐适量。

做法

1 将猪瘦肉洗净，切片；山药去皮，洗净，切块；红枣洗净，泡软，去核；小米淘洗干净。

2 将人参放入锅内，加水煎煮，取人参汁备用。

3 将猪瘦肉片、山药块、红枣、小米、枸杞子放入砂锅内，加适量清水同煮，待粥将熟时，加入人参汁，加盐调味即可。

粥膳汤饮小讲堂

此粥具有滋补气血、填精益髓之功效，用于精气不足、气血虚亏等病症，是气血两虚之人的滋补佳品。

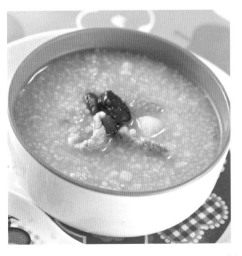

养生汤饮

黑木耳鲳鱼汤

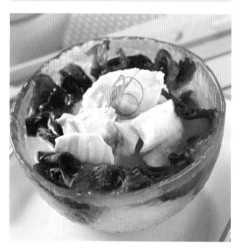

材料 鲳鱼1条（约500克），黑木耳20克，葱丝、姜片各适量。

调料 盐、料酒、味精各适量。

做法

1 黑木耳泡发，洗净，撕小朵备用。

2 鲳鱼去内脏，洗净，去骨，切片。

3 鲳鱼片加入料酒、姜片、盐腌渍。

4 锅中放入黑木耳和适量水，中火煮20分钟，放入腌好的鱼片，最后放入味精、葱片略煮即可。

粥膳汤饮小讲堂

鲳鱼具有益气养血的作用，对改善贫血、筋骨酸痛等病症很有效。黑木耳具有益气、润肺、补脑、养颜、抗癌多种功效。这款汤的滋补功效显著，十分适合虚性体质者食用。

黄芪桂圆牛肉汤

材料 黄芪15克，桂圆肉12克，牛肉200克，姜、葱段各适量。

调料 盐、味精、鸡汤、香油各适量。

做法

1 黄芪洗净，浸透切片；桂圆肉洗净；牛肉洗净，切块，汆烫去血水。

2 锅中放入鸡汤、黄芪、桂圆肉、牛肉块、葱段、姜，煮开后撇去浮沫，温火煮至牛肉软烂，依自己口味加盐、味精调味，淋上香油即可食用。

粥膳汤饮小讲堂

黄芪有补气固表、止汗脱毒、生肌、利尿、退肿之功效，适用于气虚乏力、中气下陷、久泻脱肛、便血崩漏、表虚自汗、痈疽难溃、久溃不敛等症。此汤以补气健脾的牛肉为主料，配以黄芪、桂圆肉更增强其功效，既可补心安神、益智增力，又能补脾气，适合用脑过度以致气血不足、心悸失眠、健忘、倦怠的学生或久病体虚的老年人饮用。

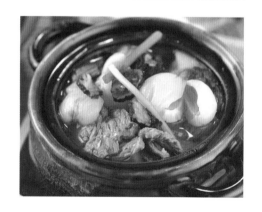

竹荪乌鸡汤

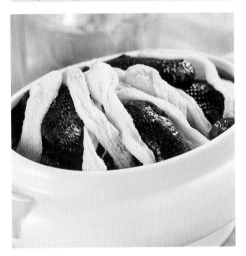

材料 乌鸡500克，竹荪100克，枸杞子、黑木耳、红枣各35克，葱段、姜片各适量。

调料 盐、料酒各适量。

做法

1 枸杞子、红枣洗净；竹荪、黑木耳分别用温水泡发，洗净，竹荪切成段状，黑木耳撕成小朵，备用。

2 将乌鸡洗净，放入冷水锅内煮沸，撇净浮沫，捞出乌鸡，沥干血水。

3 将黑木耳、红枣、枸杞子、葱段、姜片塞入乌鸡腹，放入煲内，加适量水，大火烧沸后转小火，炖30分钟，放竹荪段、盐、料酒，再炖15分钟即可。

粥膳汤饮小讲堂

竹荪与乌鸡搭配，可益气补血、美容养颜、清热祛燥，最适宜女性食用。

人参鸡汤

材料 童子鸡750克，净人参20克，姜片适量。

调料 盐、白糖、味精各适量。

做法

1 童子鸡处理干净，从腹部剖开，放入清水中浸泡4小时，捞出控干。

2 人参放进汤碗内，加适量清水，放入蒸锅中隔水煲30分钟，取出备用。

3 在煲中放入童子鸡，倒入适量清水，加入煲好的参汤、姜片、白糖，用大火蒸50分钟。

4 离火前放入盐、味精调味即可。

粥膳汤饮小讲堂

人参具有补气补血的功效，与鸡肉搭配更利于二者营养的析出。食用此汤品时，可根据用餐人数将人参切成片，共同分享。

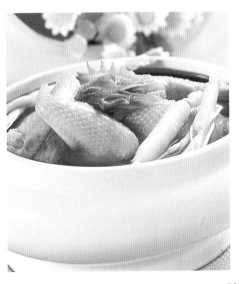

滋阴润燥

人体一旦阴虚，常常会出现形体消瘦、面色潮红、口干舌燥、手足心热、睡眠少、大便干燥、小便发黄、多喜冷饮、脉细数、舌红少苔等症状。中医认为，肝藏血，肾藏精，因此，阴虚者养生应注意补阴清热，滋养肝肾。

经典对症养生食材

冬菇、黑木耳、银耳、莲藕、百合、鸡蛋、泥鳅等食物均有很好的滋阴功效。

鸡蛋

鸡蛋性平，具有补血养肺、滋阴润燥的功效，对女性气血不足、胎动不安、热病烦渴等病症均有较好的食疗作用，是平补阴阳的常用食品。

另外，在现代营养学的理论中，鸡蛋是高蛋白食物，与人体蛋白质组成相似，吸收率极高。常吃鸡蛋可提高人体免疫力。

鸭肉

鸭肉营养丰富，鲜嫩味美，可补充人体的水分，有清热解毒、滋阴降火的作用。

百合

阴虚体质者往往会有身体燥热的现象，饮食上应侧重滋阴清热，而百合是清热的理想食物，具有滋阴润燥、清热祛火的作用。

燕窝

燕窝味甘，性平，可益气补血，滋阴润燥，是保健养颜的滋补佳品。燕窝含有多种对身体有益的营养成分，可预防由于失血过多造成的贫血等症。

雪蛤

雪蛤具有滋阴润肺、补肾益精、平肝养胃等功效，对伴有神疲乏力、心悸失眠、盗汗不止等症的阴虚体弱者具有很好的保健作用。经常食用雪蛤可起到延缓衰老的神奇功效，还能增强人体免疫系统功能。

居家对症调养方案

恬惔虚无，精神内守

阴虚体质者性情较急躁，常常心烦易怒，这是阴虚火旺、火扰神明之故，应遵循《黄帝内经》中"恬惔虚无"和"精神内守"的养神大法。平时在工作中，应遇事不慌，冷静沉着，闲暇时间可多听听优美的音乐。

养生粥膳

黄瓜雪梨山楂粥

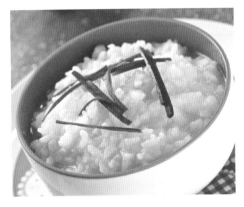

材料 黄瓜、雪梨各100克，糯米粥1碗，山楂糕适量。

调料 冰糖适量。

做法

1 雪梨去皮、核，将果肉洗净切丁；黄瓜去皮，洗净，切丁；山楂糕切条，备用。

2 将粥煮开，下入雪梨丁、黄瓜丁、山楂条，搅拌均匀后用中火烧沸。

3 放入冰糖，煮至冰糖溶化即可。

粥膳汤饮小讲堂

鲜黄瓜的黄瓜酶是很强的活性生物酶，能有效促进机体的新陈代谢和血液循环，达到润肤美容的目的。雪梨具有润肺清燥、滋阴清热的功效。山楂能滋阴润燥、化食消积。雪梨与山楂同食能很好地排出体内毒素，实现润肤美容的功效。

蛤蜊膏蟹粥

材料 蛤蜊60克，大米50克，膏蟹1只（约150克），姜丝、葱花各适量。

调料 盐、胡椒粉、鸡粉、香油各适量。

做法

1 膏蟹洗净，去腮剁块；蛤蜊洗净。

2 油锅烧热，放入姜丝炒香捞出，倒入膏蟹，炒至变色，倒入砂锅中。

3 砂锅中加入淘洗好的大米和水，大火烧开后加入蛤蜊。

4 关小火煮至粥浓稠，加入盐、鸡粉、胡椒粉调味。

5 淋少许香油，撒上葱花即可。

粥膳汤饮小讲堂

膏蟹具有清热解毒、养筋接骨、活血祛痰、滋肝养阴的功效；蛤蜊具有很好的滋阴润燥功效。注意，用螃蟹等寒凉食物煲汤时，最好配以姜等热性辅料，以免对身体造成损伤。

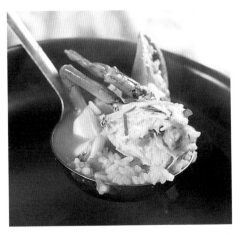

养生汤饮

百合双豆瘦肉汤

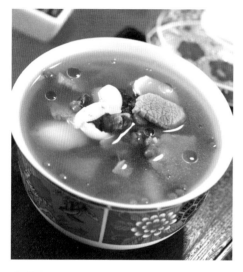

材料 猪瘦肉150克，百合50克，红小豆、绿豆各25克。

调料 盐、料酒各适量。

做法

1 百合、绿豆、红小豆洗净，用清水浸泡20分钟；猪瘦肉洗净，切厚片。

2 锅洗净置灶上，放清水、绿豆、红小豆、猪瘦肉片、料酒，用大火烧开，改用小火炖至绿豆熟透时，加入百合同煮，最后加盐调味即可。

粥膳汤饮小讲堂

百合、绿豆都有滋阴、清热、解毒的功效；红小豆可利水除湿。这道百合双豆瘦肉汤可缓解前列腺患者的不适症状。

黑木耳鲫鱼汤

材料 鲫鱼1条（300克左右），水发黑木耳75克，姜片、葱花、葱丝各适量。

调料 盐、白糖、料酒、香油各适量。

做法

1 将黑木耳洗净，撕成小朵，沥干备用。

2 鲫鱼处理干净，用料酒调盐抹遍鱼身内外，腌20分钟，洗净放碗内，加水、盐、葱花、姜片、料酒、白糖、香油，将黑木耳盖在鱼身上，蒸约1小时，拣去姜片。

3 锅内放清汤烧开，加盐调味，倒入鱼碗，撒葱丝即成。

粥膳汤饮小讲堂

鲫鱼含有丰富的卵磷脂，有健脑益智的作用。黑木耳具有清理肠胃、滋阴润燥的功效。常喝此汤可预防动脉粥样硬化和冠心病。

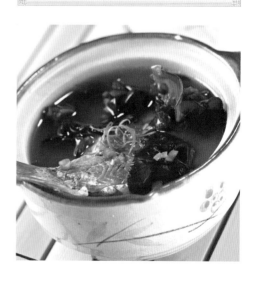

猪皮老鸭汤

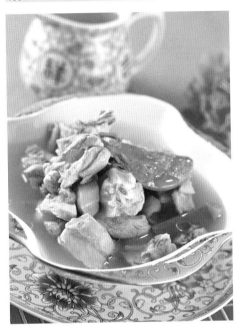

材料 瘦老鸭1只（约500克），火腿块30克，猪皮10克，姜4片，葱花少许。

调料 胡椒10克，料酒少许，盐适量。

做法

1 老鸭剖洗净，沥干水；胡椒洗净，放入鸭肚内；猪皮洗净。

2 油锅烧热，下入姜片爆至表面微黄。

3 把猪皮与老鸭、火腿块、姜片、料酒一起放入锅内，注入适量开水，盖上锅盖，小火炖3小时，加盐调味，撒上葱花即可出锅。

蛏子汤

材料 蛏子200克，蒜片、姜片各适量，红椒1个（约60克）。

调料 盐、胡椒粉、料酒、白糖、白醋、柠檬汁各适量。

做法

1 蛏子去壳，洗净；红椒洗净去蒂，切圈。

2 锅置火上倒油烧热，爆香蒜片、姜片，加水烧开，下入蛏子肉、红椒圈，煮熟后，加盐、料酒、白糖、白醋、柠檬汁调味，撒胡椒粉，出锅盛出即可。

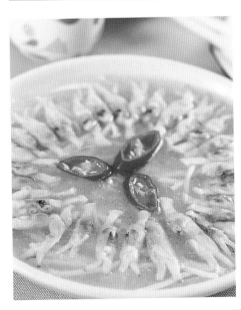

活血化瘀

中医认为，凡是因血流不畅造成的疾病，都应以活血化瘀为主。另外，人体的血管壁上附着许多杂质，这是导致血管堵塞、血流不畅的主要原因之一。所以在活血的基础上，还应及时清除血管垃圾，这样才能达到令血液畅通运行的目的。

经典对症养生食材

活血化瘀的饮食原则是健胃，行气，活血，可常食黄豆、黑豆、茴香、山楂、平菇、香菇、洋葱、茄子、芦笋、油菜、芒果、海参、红糖等具有活血化瘀作用的食物，酒（以葡萄酒为主）可少饮，醋可多吃。

芦笋

芦笋具有很高的保健价值，具有良好的活血作用，如将其煲汤，更能发挥其活血化瘀的作用。

经典对症养生中药

红花

红花具有活血通经、散瘀止痛的功效，可用于闭经、痛经、产后血晕、瘀滞腹痛、胸痹心痛、跌打损伤、关节疼痛、脑卒中瘫痪、斑疹紫黯等病症。另外，红花对人体心血管系统也具有很好的保健作用。

红花与不同的药物搭配，功效也不相同。配桃仁，破血祛瘀之力更甚，通经散瘀而止痛，治女性各种瘀血病症；配川芎，辛散温通之性更强，既能破血，又可行气，善治血瘀闭经、月经不调、气滞血瘀等症。

当归

当归可补血活血，调经止痛，润肠通便，适用于由血虚、血滞及气血不和引起的月经不调、痛经等病症。

经来先后无定期者，可用当归与柴胡、白芍、白术等同用；如出现因心肝血虚而导致的面色萎黄、唇爪无华、头晕目眩、心悸肢麻等病症，可用当归与熟地、白芍、川芎配伍以补血。

居家对症调养方案

◎运动锻炼。多做有益于心脏血脉的活动，如各种舞蹈、太极拳、保健按摩术等，以助气血运行。

◎起居调养。居住环境要温暖舒适，避免寒冷刺激；不可久坐，如看电视时间不宜过长，要动静结合，适当活动身体，以免加重气血瘀滞。

养生粥膳

山楂粥

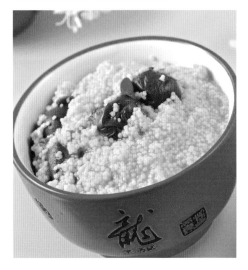

材料 山楂、黄米各50克，水发枸杞子少许。

调料 盐、胡椒粉、鸡粉、香油各适量。

做法

1 将黄米淘洗干净，备用；鲜山楂去蒂，洗净，放入沸水中汆烫一下，捞出，沥干。

2 将山楂、枸杞子放入黄米中一起煮粥，待黄米软烂，加调料调味即成。

粥膳汤饮小讲堂

山楂对食肉过多、积滞不化有效，可活化胃部血液，改善消化不良的症状。此粥有扩张冠状动脉、降低血压、降低胆固醇及减肥的作用。

甜味红花玉米粥

材料 山药20克，红花6克，玉米粉100克，净枸杞子少许。

调料 白糖适量。

做法

1 山药用清水浸软，去皮洗净，切成小块；红花洗净，备用。

2 将玉米粉用冷水调成糊状，加入山药块调匀。

3 将山药块、红花、玉米粉、枸杞子一同放入清水锅内，用中火煮沸，改用小火煮25分钟，出锅时加入白糖即成。

粥膳汤饮小讲堂

红花具有活血化瘀的功效；玉米粉中含有丰富的膳食纤维，可吸收人体内的胆固醇，还可加快肠壁蠕动，防止便秘。常食此粥可促进血液循环，预防高脂血症、便秘等。

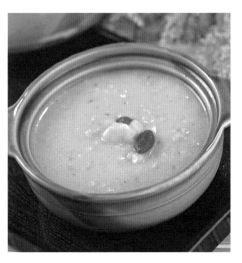

养生汤饮

油菜墨鱼汤

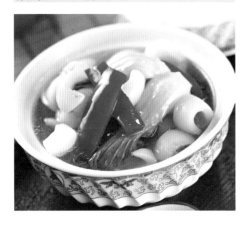

材料 油菜、墨鱼肉各200克，红椒2个（约120克）。

调料 盐适量，烧汁2大匙，料酒1大匙，高汤2碗。

做法

1 油菜洗净，切去根部，再从中间切开；红椒洗净，去蒂及子，切条。

2 墨鱼洗净，先切成厚片，然后切成条备用。

3 锅置火上加入高汤，烧沸，下入所有材料、调料煮沸，开盖中火滚煮5分钟入味即可。

粥膳汤饮小讲堂

墨鱼不但味感鲜脆爽口，蛋白质含量高，具有较高的营养价值，而且还具有药用价值，有活血、通经、滋阴、止带等保健作用。

红椒茄子汤

材料 茄子300克，红椒100克，绿蚕豆30克，泡红椒10克，白萝卜丝、葱花各少许。

调料 盐、鸡汤各适量。

做法

1 茄子洗净切条，备用。

2 油锅烧热，放入茄条煎熟取出。

3 红椒洗净，去蒂及子，切成块；绿蚕豆洗净；泡红椒切圈备用。

4 另起锅热油，放入泡红椒圈、葱花炒香，下入煎好的茄条、绿蚕豆、红椒块一起炒匀，倒入鸡汤，加盐煮至入味，放入白萝卜丝煮饮即可。

粥膳汤饮小讲堂

茄子具有清热止血、活血消肿的作用，对皮肤溃疡、口舌生疮、痔疮、便血等症具有比较明显的调理作用。

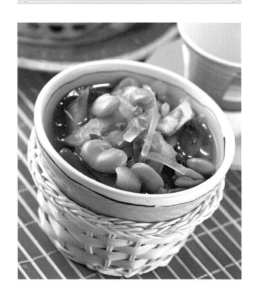

清热解毒

中医所说的"毒"有热毒、寒毒、疫毒、蛊毒、湿毒、火毒及食物中毒等。临床上以热毒较为多见。中医讲究治标先治本，要治疗热病，需用清热方药祛邪以扶正，这就是中医所说的"清热解毒"。

经典对症养生食材

常用于制作清热类汤粥的食物有绿豆、莲子、苦瓜、海带等。

茶叶

茶叶中含有茶多酚、茶多糖和维生素，能快速排除人体内的有毒物质。常与电脑打交道的人不妨常饮茶。

樱桃

樱桃被公认为解毒能手，能有效祛除人体内的毒素及不洁体液，对肾脏排毒有一定的辅助作用。

绿豆

绿豆具有清热解毒的作用，可帮助人体排出毒素，还能和胃止呕、利尿解毒，同时适用于湿热呕吐及烦渴、小便赤涩等症。

经典对症养生中药

芦根

芦根又叫苇根，具有清肺胃热、生津止渴、止呕除烦、利小便的功效，适用于高热烦渴、牙龈出血、鼻出血、吐血、胃热呕吐、小便赤痛等症。

居家对症调养方案

按摩清热解毒的两大名穴

◎筑宾。筑宾穴在小腿内侧，太溪上5寸，腓肠肌肌腹内下方。筑宾穴是解毒要穴，可治药物中毒、梅毒等。

◎足临泣。足临泣穴在足背外侧，当足四趾本节（第四趾趾关节）的后方，小趾伸肌腱的外侧凹陷处，适用于经常头痛、腰痛、肌肉痉挛者及患有眼疾、胆囊炎、神经官能症的人。清晨起床后口苦咽干是体内有热的表现，可以在临睡前点按此穴。经常看电视或使用电脑者，眼睛发干，时常按揉足临泣穴可以减轻症状。

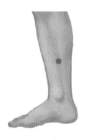
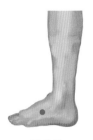

筑宾　　　　　　　足临泣

养生粥膳

绿豆粳米粥

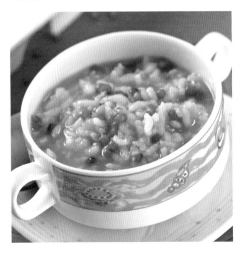

材料 绿豆50克，粳米150克。

调料 冰糖汁适量。

做法

1 将绿豆和粳米淘洗干净。

2 把淘洗过的绿豆和粳米放入锅内，加适量水，用大火烧沸，再用小火熬煮约40分钟。

3 最后将冰糖汁加入粥内，搅拌均匀，即可食用。

粥膳汤饮小讲堂

粳米具有健脾养胃、止渴降烦、固肠止泻的功效；绿豆可清热解毒，解暑止渴，对于冠心病有很好的预防和缓解作用。注意，如果是在服药期间，最好不要吃绿豆，因绿豆的解毒作用会使药效减弱。

薏米百莲粥

材料 薏米、干百合各20克，莲子、粳米、净玉米粒各10克，枸杞子少许。

调料 红糖适量。

做法

1 薏米、干百合、莲子用温水泡透，洗净；枸杞子洗净；粳米淘洗干净。

2 在瓦煲中加入适量清水，用中火烧开。

3 加入薏米、百合、莲子、粳米、玉米粒，改用小火煲约30分钟，再加入枸杞子、红糖，继续煮8分钟即可。

粥膳汤饮小讲堂

百合能清心除烦，宁心安神；莲子除了具有安神养心、清热解毒的作用，还有辅助调理贫血、减轻疲劳的作用。这款粥的清热效果非常好。

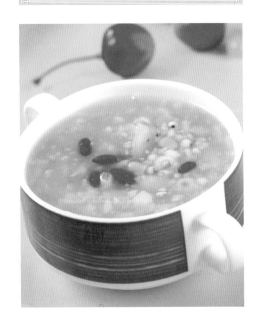

养生汤饮

瘦肉海带黑木耳汤

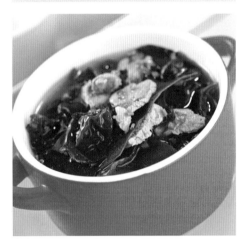

材料 水发海带、水发黑木耳各100克，猪瘦肉60克，葱花、姜片各10克。

调料 盐、味精、水淀粉各适量，鸡油、淀粉各少许，猪骨汤750克。

做法

1 海带、黑木耳洗净，撕块；猪瘦肉洗净，切片，用少许淀粉抓匀。

2 锅加鸡油烧热，下葱花、姜片炒香，再放入肉片炒散，然后加入猪骨汤、海带块、黑木耳块煮沸，加盐、味精，以水淀粉勾薄芡，出锅装碗。

粥膳汤饮小讲堂

海带可滋阴补气，清热解毒。黑木耳和海带做汤，可清除热毒，排出体内垃圾。另外，这道汤还可降血脂和血压。

蛋皮苋菜汤

材料 绿色苋菜100克，粉丝20克，鸡蛋1个（约60克），葱花、姜丝各适量。

调料 清汤、盐、鸡精、胡椒粉各适量。

做法

1 苋菜择洗净，逐棵撕开；粉丝剪成段，泡发；鸡蛋打入碗中搅匀备用。

2 油锅烧热，倒入蛋液转动，摊成一个薄蛋饼出锅，放凉后切成丝备用。

3 锅留少许底油，放入葱花、姜丝煸香后放苋菜煸炒片刻，倒入清汤，放入粉丝大火煮开后撒入蛋丝，加入适量的盐、鸡精和胡椒粉即可。

粥膳汤饮小讲堂

苋菜长于清利湿热、清肝解毒、凉血散瘀，对由湿热所致的赤白痢疾及肝火上炎所致的目赤目痛、咽喉红肿不利等均有一定的辅助食疗作用，很适合在北方干燥的春天食用。

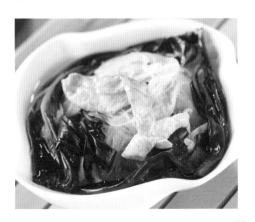

通经活络

中医认为，经脉是气血运行的主要通道，其功能正常与否直接关系着气血的运行。通经活络的目的是打通体内瘀阻部位，确保血液畅通运行，及时为脏腑器官输送养分，保证身体的各项功能正常运行，阻止外邪进入体内，从而有效祛除疾病。

经典对症养生食材

猪蹄

猪蹄具有活血通络的功效，对于经常性的四肢疲乏、脚部抽筋、麻木有很好的食疗作用。

芝麻

芝麻有通血脉、润肌肤、补肾益气和润肠通便等功能。将其做成汤粥，香味浓郁，保健作用显著。

鲍鱼菇

鲍鱼菇具有补脾胃、除湿邪、舒筋活络功效，建议与南瓜、青笋一起煲汤食用。

经典对症养生中药

干姜

干姜具有温中驱寒、回阳通脉、燥湿活血的功效，可促进血液循环，适用于脘腹冷痛、肢冷脉微等症。

天麻

天麻是一种名贵药材，用于治疗头痛头晕、失眠多梦、肢体麻木、脑卒中偏瘫、筋骨疼痛、风寒湿痹等症。

鸡血藤

鸡血藤具有补肝肾、活血补血、舒筋活络的功效，适用于筋骨麻木、腰膝酸痛、风湿痹痛等症。

居家对症调养方案

甩手疗法通经络

手臂为手三阴、手三阳经脉循行的要道，甩动手臂可以通筋活络，坚筋强骨，还可以活跃全身所有经络中的气血。

◎具体做法：身体站直，脚伸直，腿稍弯，肛门上提，脚趾用力抓地，两脚距离等于肩宽，两臂同方向前后摇甩，向后用点气力，向前不用力，随力自行摆回，两臂伸直不宜弯，眼睛向前看，心中不怀杂念。

干姜红糖粥

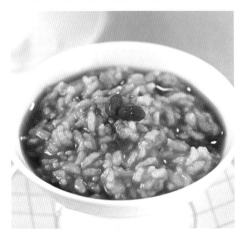

材料 干姜100克，红枣6颗，大米1杯，净枸杞子少许。

调料 红糖适量。

做法

1 将干姜洗净，切成片；红枣洗净，去核，备用；大米洗净后用水浸泡30分钟。

2 锅置火上，放入清水、干姜片，大火煮开后转小火，熬煮20分钟。

3 将大米、红枣、枸杞子放入姜汤中，大火煮开后转小火熬煮20分钟，加入红糖即可。

粥膳汤饮小讲堂

干姜与红枣搭配可使气血足而通畅，从而达到通经活络的目的。俗话说："冬吃萝卜夏吃姜，不劳大夫开药方。"生活中姜既是一种极为重要的调味品，也可作为蔬菜单独食用，而且还是一味重要的中药材。

茭白猪蹄汤

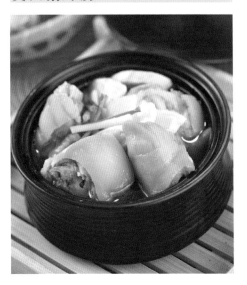

材料 猪蹄2个（约800克），茭白块100克，葱段、姜片各适量。

调料 料酒、盐、味精、鲜汤各适量。

做法

1 猪蹄泡30分钟，拔净残毛，刮至皮白，斩成小块，放入沸水中氽烫后用清水洗净；猪蹄块放入器皿中加部分料酒、葱段、姜片，上笼蒸制熟烂。

2 油锅烧热，放入猪蹄块、剩余料酒、葱段、姜片、鲜汤，用大火煮沸后，撇去浮沫，加入茭白块，再盖上盖，烧5分钟后，加盐、味精调味即可食用。

粥膳汤饮小讲堂

猪蹄对于四肢无力、小腿抽筋等症状有一定的辅助疗效。常饮此汤可通经活络。

利水消肿

水肿是一种因体内水湿停滞而造成面目、四肢、胸腹甚至全身浮肿的疾患。水肿是全身气化功能障碍的一种表现，与肺、脾、肾、三焦各脏腑密切相关。水肿依据症状表现不同而分为阳水、阴水两类，常见于肾炎、肺心病、肝硬化、营养障碍及内分泌失调等疾病。

经典对症养生食材

多吃些蔬菜、水果，尤其是一些健脾利湿的食物更应多食，如薏米、白萝卜、豆芽、紫菜、海带、洋葱、香蕉、冬瓜、黄瓜、红小豆等。

红小豆

古代就有"红小豆久食瘦人"之说。红小豆脂肪含量很低，碳水化合物和蛋白质较多。红小豆与粳米一起熬粥，可以利水、健脾胃，还能瘦身。

蚕豆

蚕豆入脾、胃经，可补中益气，健脾益胃，清热利湿，止血降压，涩精止带，对中气不足、倦怠少食、咳血、带下等病症有缓解作用。

薏米

薏米有利水消肿、健脾去湿、舒筋除痹、清热排脓等功效。常食薏米不但能消除水肿，还可以保持皮肤细腻。

海带

海带不但能清肠排毒，而且具有很好的消肿作用。这是因为海带中含有大量的甘露醇，而甘露醇具有利尿消肿的作用，可预防肾功能衰竭、老年性水肿、药物中毒等。

经典对症养生中药

茯苓

茯苓含有胆碱、腺嘌呤、蛋白质、卵磷脂、脂肪及酶等物质，具有利尿、消肿、镇静、抗肿瘤等作用，可用于辅助治疗腹泻、斑秃、慢性肝炎等病症，还可配合治疗各种癌症，尤其适宜治疗婴幼儿秋季腹泻。

居家对症调养方案

◎环境调养。不宜居住在潮湿的环境里。在阴雨季节，要防范湿邪侵袭。

◎运动锻炼。水肿者应长期坚持体育锻炼，散步、慢跑、球类、游泳、武术以及各种舞蹈均可选择。活动量应逐渐增加，让疏松的皮肉逐渐转变成结实、致密的肌肉。

养生粥膳

四味粥

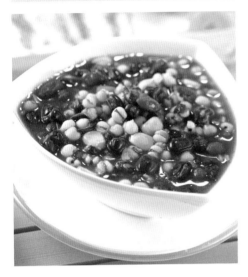

材料 玉米50克，红小豆、薏米、枸杞子各适量。

做法

1 将玉米、枸杞子洗净；将薏米淘洗干净；将红小豆洗净，浸泡2小时。

2 将准备好的玉米、红小豆、薏米、枸杞子放入锅内，加适量水，大火煮沸后转用小火熬成粥即可食用，也可加入适量糖调味。

> **粥膳汤饮小讲堂**
>
> 玉米具有健脾利湿、开胃益智、宁心活血的作用，还有利尿和降低血糖的功效。红小豆和薏米更是利水的理想食物。常食此粥，可起到利尿、去除水肿的作用。

莲子冬瓜粳米粥

材料 粳米100克，莲子50克，新鲜连皮冬瓜80克，净枸杞子少许。

调料 冰糖30克。

做法

1 冬瓜洗净，去皮，切小块，备用。

2 莲子洗净，用水浸泡至软。

3 将粳米用水洗净，备用。

4 将粳米放入锅内，加适量水，大火烧开。

5 再加入冬瓜块、枸杞子和莲子，粳米成粥后，加入冰糖搅匀即可。

> **粥膳汤饮小讲堂**
>
> 此粥可利小便、消水肿、清热毒、止烦渴，适用于肝硬化水肿、慢性肾炎水肿患者。冬瓜带皮熬粥，效果会更加明显。

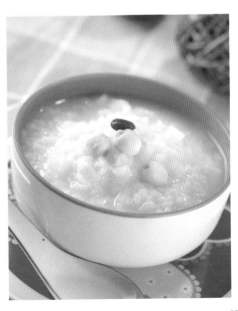

养生汤饮

薏米海带蛋片汤

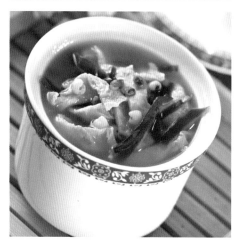

材料 水发海带150克，薏米半杯，鸡蛋3个（约180克），葱花少许。

调料 水淀粉、盐、料酒、清汤各适量。

做法

1 薏米洗净，用清水泡约2小时，捞出控干；海带洗净，切条。

2 将鸡蛋打散，加料酒、水淀粉打匀，在平底锅里摊成薄蛋饼，稍冷后切成片。

3 砂锅内放清汤、薏米、海带条，大火烧开后改小火，烧至薏米熟烂时放葱花、蛋片，用盐调味即可。

粥膳汤饮小讲堂

薏米可利水消肿，海带可滋阴补气、清热解毒。二者搭配，利水功效显著。

消肿冬瓜汤

材料 冬瓜1个（1000克），茶花15克。

调料 白糖、黄冰糖各适量。

做法

1 冬瓜洗净，切成两截，其中一截挖空作盅，另一截切成小块，备用。

2 冬瓜盅可依据个人喜好雕出花形，切除的碎瓜皮留用。

3 白糖与冬瓜块一起放入调盆内，搅拌至略微出水，倒入黄冰糖拌匀，入锅中用大火煮开后转为小火，煮2小时，待冬瓜糖水变成咖啡色即可。

4 将冬瓜糖水倒入冬瓜盅内，放入茶花、碎瓜皮，上锅隔水蒸15分钟即可盛出。

粥膳汤饮小讲堂

冬瓜不含脂肪，可清热利尿，被水肿问题困扰的人群可多吃冬瓜。

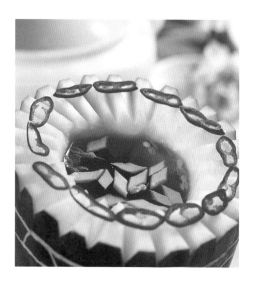

健脑益智

脑部的生长发育必须给予充分营养，进补益智补脑食物，以尽量使之健康发育、延缓衰老。专家认为，饮食健脑对大脑健康有很重要的影响，也是简易而切实可行的健脑方法。另外，适度按摩头部也可起到益脑防衰的作用。

特效对症营养素

大脑需要的营养素首先是不饱和脂肪酸、亚油酸和亚麻酸；其次是蛋白质；还有糖类，即已被人体消化系统分解成的葡萄糖。另外，B族维生素、维生素C、维生素E和钙质等也是大脑活动必不可少的营养素。

经典对症养生食材

香菇、鸡蛋、鱼、黄花菜、洋葱、桂圆、柚子、花生、核桃、莲子、松子等食物都有很好的健脑作用。

核桃

核桃含有丰富的不饱和脂肪酸，对于脑部的保养有很好的作用。将其碾碎做粥更容易吸收，很适合儿童和老年人食用。

居家对症调养方案

抓头养生法

中医学认为，头乃诸阳之会，"发为血之余"，常梳理头发，会促进诸阳上升，百脉调顺，气血不衰。抓头养生法除用于保健外，还可防治头痛，保健脑部。

◎ 具体做法：手心向内，手指张开如抓痒一般；抓时闭眼，心神安定，身体放松，自前额抓起，经头顶至后发际，再从后向前，循环往复，来回梳理。主要用两小指指腹进行按摩，其他手指随着小指的按摩用指甲抓头皮，动作匀缓轻柔，以免损伤头皮。每天晨起、午休及晚睡前各做1次，每次10分钟左右，平时有空也可做，多做有益无害。抓摩头部时，在百会、上星、通天、神庭等穴位处刻意着力，效果更佳。

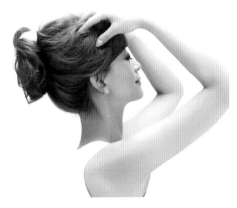

养生粥膳

鱼肉生菜补脑粥

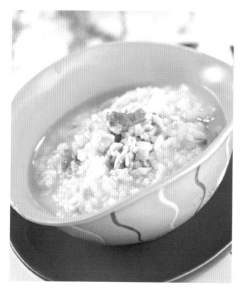

材料 净生菜20克，鱼肉10克，大米50克。

调料 盐、味精各少许。

做法

1 鱼肉洗净，切粒；生菜切丝；大米洗净。

2 锅内加清水烧开，加入大米煲成粥，往粥中调入盐、味精，加入鱼肉煮至肉熟，再加入生菜丝即可。

粥膳汤饮小讲堂

此粥含丰富的优质蛋白质、铁、钙等营养成分，有舒缓解压、滋补强身、补脑益智的功效，非常适合老年人、儿童和常用脑者食用。

鹌鹑蛋菜心粥

材料 鹌鹑蛋4个，猪肉末25克，小油菜心2棵，大米150克，葱花、姜末各适量。

调料 料酒、香油、盐、味精各少许，高汤适量。

做法

1 鹌鹑蛋煮熟，去壳，洗净；猪肉末入油锅翻炒，加入料酒、香油翻炒至熟，备用；小油菜心洗净，入沸水中汆烫，捞出备用；大米洗净，用冷水浸泡半小时，沥干水分，备用。

2 将大米入锅中，加入约1200毫升冷水，用大火烧沸，加入鹌鹑蛋、猪肉末和高汤，改用小火慢熬45分钟，加入盐、味精拌匀，放入小油菜心，撒上葱花、姜末即可。

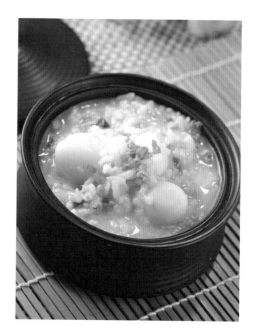

养生汤饮

菜心鱼头汤

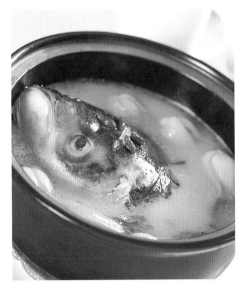

材料 鱼头1个（约200克），净小油菜心6棵，净枸杞子适量。

调料 盐、料酒各适量。

做法

1 将鱼头处理干净。

2 起锅热油，将鱼头煎香，倒入砂锅中，添入清水、料酒，用中大火将鱼头烧至香浓。

3 加入小油菜心，用盐调味，撒枸杞子点缀即可。

粥膳汤饮小讲堂

鱼头是补脑佳品，可为人脑提供蛋白质、不饱和脂肪酸等营养成分，有健脑、降血脂及延缓脑衰老等作用。

冬笋黄鱼汤

材料 净黄鱼1条（约600克），水发海参100克，蛋清3个，冬笋、枸杞子、香菜叶、葱花、姜末各适量。

调料 盐、味精、胡椒粉、米醋、料酒、水淀粉、鸡汤各适量。

做法

1 黄鱼放入沸水中氽烫一下，捞出，装入盘中，加料酒，放入蒸锅蒸熟，滗出原汤备用，去骨取肉，备用。

2 将冬笋、海参分别洗净，切成薄片，再用沸水氽烫，捞出沥干；蛋清搅散。

3 油锅烧热，先放入冬笋片、海参片、葱花、姜末略炒，再加入鸡汤、鱼汤、鱼肉、盐、味精煮开，然后用水淀粉勾薄芡，放入蛋清、枸杞子煮匀，再调入米醋，撒上胡椒粉、香菜叶，即可出锅装碗。

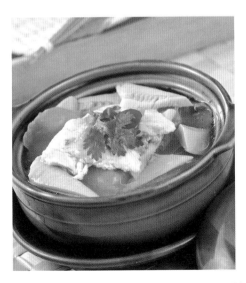

延年益寿

适当地补充核酸，多吃能保持血管健康的食物就可以延缓衰老。通过健康合理的饮食来达到延年益寿的目的是非常简单而且有效的。

经典对症养生食材

在日常饮食中，要注意多食用富含核酸及精氨酸的食物，多食可抑制血小板聚集、防止血栓形成的食物，如海参、泥鳅、鳝鱼、芝麻、黄豆、山药、葵花子、黑木耳、蒜、洋葱、香菇、核桃、黑糯米、黑豆、红枣、花生、葡萄、桂圆、胡萝卜、菜花、海带等。

黄豆

黄豆是一种物美价廉的健康食物，有很好的延年益寿作用，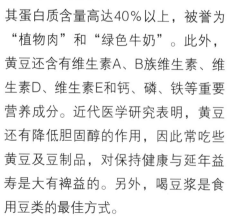其蛋白质含量高达40%以上，被誉为"植物肉"和"绿色牛奶"。此外，黄豆还含有维生素A、B族维生素、维生素D、维生素E和钙、磷、铁等重要营养成分。近代医学研究表明，黄豆还有降低胆固醇的作用，因此常吃些黄豆及豆制品，对保持健康与延年益寿是大有裨益的。另外，喝豆浆是食用豆类的最佳方式。

经典对症养生中药

沙参

沙参有良好的营养滋补作用，可补中益气、温肺止咳，特别是对病后体虚、神经衰弱大有裨益。用沙参做汤粥，也具有很好的抗衰老效果。

灵芝

中医认为，灵芝可延缓衰老，延年益寿。研究证实，灵芝对人体多个系统及功能都有调节作用，可清除自由基，提高免疫力。

居家对症调养方案

咽津养生法

◎具体做法：先用舌搅动口齿，一般是围绕上下牙齿运转，先左后右，先上后下，依次各轻轻搅动36次，用力要柔和自然；然后用舌尖顶住上腭部1~2分钟，促使腮腺、舌下腺分泌唾液，待口中唾液满时，鼓腮含漱36次；漱津后，将口中津液分三小口咽下。

养生粥膳

松仁粳米粥

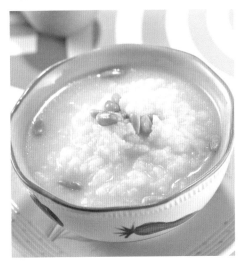

材料 净松仁15克，粳米100克。

调料 高汤适量，冰糖25克。

做法

1 松仁洗净；粳米淘洗干净，备用。

2 粳米用水洗净，加入适量清水浸泡30分钟，捞出，控水。

3 锅中加入适量高汤、粳米煮沸，转小火煮约1小时至米粒软烂黏稠即可。

4 将松仁加入稠粥中，用小火熬熟，再加入冰糖搅匀即成。

粥膳汤饮小讲堂

松仁具有滋阴润肺、美容抗衰、延年益寿等功效，常吃这道松仁粳米粥可增强人体的免疫功能，维持人体健康。

皮蛋香菇大米粥

材料 皮蛋1个（约60克），香菇丁10克，大米100克，虾米5克，鸡蛋1个（约60克），葱丝3克，净枸杞子少许。

调料 胡椒粉、盐各1小匙。

做法

1 将大米淘洗干净，煮成米饭；将鸡蛋煮熟，剥掉壳切块备用；将皮蛋去掉壳切成块。

2 油锅烧热，倒入香菇丁、虾米爆香，再加水煮开。

3 放入大米饭、枸杞子、鸡蛋块和皮蛋块，煮至粥熟后加胡椒粉、盐，关火前撒上葱丝搅匀即可。

粥膳汤饮小讲堂

这道粥富含蛋白质、亚油酸、钙等，可以有效缓解便秘，常吃可延年益寿。

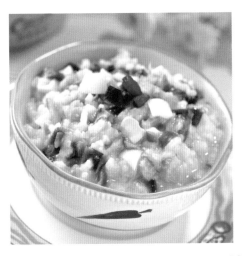

养生汤饮

黄金豆腐汤

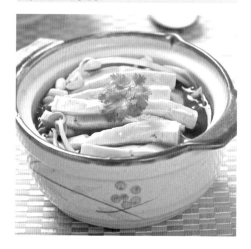

材料 黄豆芽200克，豆腐300克，葱花、姜丝和香菜叶各少许。

调料 盐、酱油、味精和大料各适量。

做法

1 将黄豆芽洗净，沥干水分，备用；将豆腐放在水龙头下冲洗干净，切成细长条备用。

2 油锅烧热，相继下入大料与葱花、姜丝炝至出香味，烹入酱油，下入黄豆芽煸炒至变软，加入适量清水，下入豆腐条，煮开后调入盐和味精，以小火煲8分钟，撒上香菜叶即可。

粥膳汤饮小讲堂

豆腐具有极好的补益功效，不但能增强人体的抗病能力，还有健脑延年的作用。

酸菜豆腐丸子汤

材料 酸菜400克，豆腐渣100克，猪肉末50克，豆腐片、蛋清、蒜瓣各适量，香菜叶少许。

调料 盐、鸡精、料酒、胡椒粉各适量。

做法

1 将酸菜洗干净，切成细丝；在豆腐渣、猪肉末中加入盐、鸡精、料酒、蛋清、胡椒粉，拌匀，制成丸子。

2 锅内加水烧开，入丸子汆烫至熟。

3 锅置火上，倒少量油烧热，下入蒜瓣炸香，下入酸菜翻炒，加水烧开，下入豆腐丸子、豆腐片一同煨熟入味，加盐调味，撒上香菜叶即可。

粥膳汤饮小讲堂

豆腐能为人体提供多种必需的营养成分，可增强体质，预防疾病。

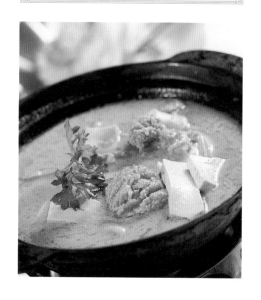

第六章

粥膳汤饮改善常见疾病

食物不仅能滋养身体，还能很好地调理各种疾病，这就是食疗的意义所在。在药物治疗的同时，如果能结合适当的食疗，不但可以加快康复的进程，还可以减少药物对身体的伤害。很多人选择用粥膳和汤饮来进行食疗，也证明了这样做是有一定效果的。

高血压

一般认为，正常人安静时的收缩压为110～140mmHg，舒张压为70～90mmHg为正常血压值。如果收缩压高于140mmHg或舒张压高于90mmHg，就是高血压的现象。高血压是以动脉血压升高为主要表现的疾病，多见于中老年人。

主要症状

◎头晕脑涨，头痛，耳鸣，心烦意乱，失眠等。◎病情严重时，会出现乏力、恶心、呕吐、气促以及视物模糊等症状。◎还会出现嗜睡或昏迷。

特效对症营养素

钾

钾能控制使血压上升的激素分泌，从而避免血压升高。

维生素P

维生素P能增强血管弹性，也能避免血压升高，有效预防高血压、心脏病，是一种非常好的保护血管的营养素。

经典对症养生食材

在制作适合高血压患者食用的汤粥时可使用以下食材：西红柿、冬瓜、苦瓜、芹菜、萝卜、洋葱、白菜、莲子、冬菇、黑木耳、香菇、紫菜、小米、海参、鱼、海蜇、黄豆、鸡、鸭、花生、奶制品等。

芹菜

芹菜含降压成分，是上好的降压食物，对于高血压引起的头痛、头晕、暴热、烦渴等病症也有较好的食疗作用，可用来制作芹菜粥或者与瘦肉一起煲汤。

洋葱

洋葱中富含的前列腺素A具有舒张血管的作用，能帮助稳定血压，保持血液流通顺畅，防止血栓形成，是理想的降血压食物。

居家对症调养方案

多洗温水澡或温泉浴

洗温水澡或温泉浴都可使精神放松，改善大脑皮层和心血管功能，使皮肤毛细血管扩张，从而有效调节血压，对高血压起到很好地预防和缓解的作用。

养生粥膳

山楂荞麦粥

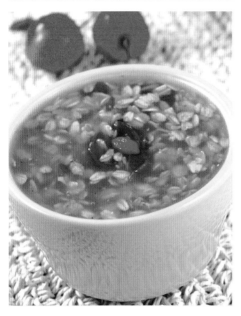

材料 荞麦粉100克，山楂15克，净枸杞子少许。

调料 白糖适量。

做法

1 将山楂洗净，去核，切薄片；荞麦粉用冷水调匀，备用。

2 山楂放入锅内，加清水煮10分钟，加入荞麦粉与枸杞子，煮熟加白糖调味，最后出锅盛碗即成。

粥膳汤饮小讲堂

荞麦具有清理肠道沉积废物、降低血压的作用。与山楂搭配不但能有效控制血压，还能促进消化。

芹菜粳米粥

材料 芹菜90克，海米30克，粳米100克。

调料 胡椒粉、盐各1小匙。

做法

1 将芹菜择洗干净，切成2厘米长的段；海米泡发洗净，备用。

2 将粳米淘洗干净，捞起控尽水分备用。

3 净锅置于灶上，将淘洗好的粳米放入锅内，加水适量，把切好的芹菜段、海米放入锅内，大火煮沸后用小火熬煮至熟，加调料调味即成。

粥膳汤饮小讲堂

芹菜中含有能充分缓解血管平滑肌紧张的芹菜镇静素，不但有调节血压的功效，还可镇静、助眠、抗抑郁。当然，芹菜要食用足够的量才有效果。如不能保证每天足量食用芹菜，可选用"芹素茶"，它是由高浓缩芹菜提取物和绿茶合制而成的，可调节血压，抗抑郁，效果较明显。

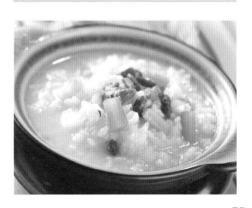

鸡腿洋葱粥

材料 鸡腿肉、粳米各100克，洋葱50克，生姜适量。

调料 盐、料酒、味精各少许。

做法

1 洋葱去皮洗净，切粒；生姜洗净，切片；粳米淘洗干净；鸡肉洗净，切成块，汆烫后捞起。

2 油锅烧热，下洋葱粒、姜片炒香，放入鸡肉块及料酒煸炒5分钟。

3 锅中注入适量清水，投入粳米，煲50分钟，调入盐、味精搅匀即可。

粥膳汤饮小讲堂

洋葱能扩张血管、降低血液黏度，从而起到降血压、预防血栓形成的作用。经常食用此粥对高血压、高脂血症和心脑血管患者都十分有益。

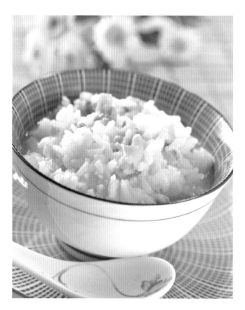

养生汤饮

冰糖蒜汤

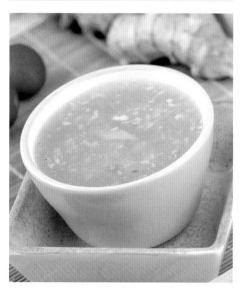

材料 蒜50克，姜1片。

调料 冰糖适量。

做法

1 将蒜去掉皮，冲洗干净，捣成末，装入碗中；碗内加冷开水，将大蒜末浸泡5小时左右。

2 往泡蒜的浸液内加入适量的碎冰糖、姜片，上笼屉蒸20分钟左右，取出即可饮用。

粥膳汤饮小讲堂

蒜不但可以有效地杀菌、解毒，还具有明显的降低血压功效。冰糖蒜汤可有效降低血压，非常适合高血压患者饮用。

洋葱核桃汤

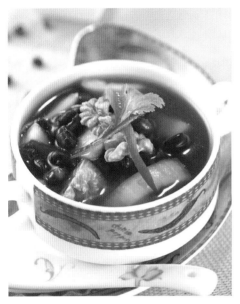

材料 洋葱60克，红小豆100克，核桃仁50克，红辣椒条、香菜叶各适量。

调料 面粉、盐、味精各适量。

做法

1 洋葱去皮，洗净，切块；香菜洗净，切成段；红小豆煮熟。

2 油锅烧热，倒入洋葱块煸香，再放入红辣椒条、面粉拌匀炒2分钟。

3 倒入煮好的红小豆及汤汁，加核桃仁、盐，再煮片刻，加入味精，撒上香菜叶即可。

粥膳汤饮小讲堂

核桃内含有大量磷脂，有助于改善记忆力；洋葱可有效降压；红小豆有利水消肿的功效。此汤适用于健忘、高血压、水肿的人群。

金针菇西红柿汤

材料 西红柿200克，鲜金针菇、水发黑木耳各50克。

调料 盐、味精、香油、高汤各适量。

做法

1 将西红柿去蒂，洗净，放入沸水中汆烫，捞出冲凉，去皮，切片；金针菇、黑木耳分别择洗干净，捞出沥干，黑木耳撕小朵，备用。

2 锅置火上，添入高汤，先放入金针菇、黑木耳、西红柿片、盐、味精煮至入味，再淋入香油调匀，即可出锅。

粥膳汤饮小讲堂

金针菇可抑制血压升高，降低胆固醇及血脂，还可在一定程度上预防心脑血管疾病。

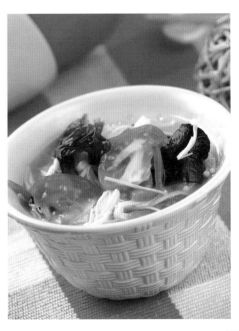

葱白蒜汤

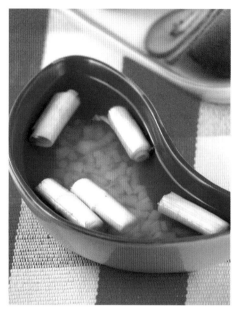

材料 葱白500克，蒜250克。

调料 冰糖适量。

做法

1 葱白洗净，切段；蒜去皮，切丁，备用。

2 将葱段、蒜丁放入锅中，加入适量水煮沸15分钟，放入冰糖，待冰糖溶化，出锅盛碗即可。

粥膳汤饮小讲堂

此汤不但可以降低血压，还可以预防流行性感冒，非常适合有打喷嚏、头痛、肌肉酸痛等感冒初期症状者服用。属阴虚火旺体质者，如口咽干燥、尿黄、舌红无苔，不宜服用此汤。此汤可供家里多人饮用，每人每次饮一茶杯，每日可以饮用3～4次。

香菇木耳淡菜汤

材料 淡菜30克，黑木耳50克，香菇、海带、香菜叶各少许。

调料 盐适量。

做法

1 香菇去菌茎，浸软洗净；黑木耳浸开洗净，撕小朵；淡菜浸软洗净；海带泡发洗净，切块。

2 把香菇、淡菜、海带块放入锅内，加清水适量，大火煮沸后，小火煮半小时，再放入黑木耳，煮沸10分钟，放入盐调味即成。

粥膳汤饮小讲堂

淡菜的营养价值较高，有"海中鸡蛋"之称。它含有人体不能合成的必需脂肪酸，有降低血液胆固醇、美肤养颜的作用。香菇有补肝肾、健脾胃、益智安神的作用。此汤适用于高血压患者，可平稳控压。

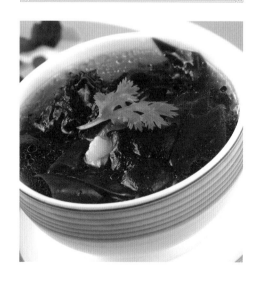

低血压

通常情况下，收缩压在100mmHg以下就被视为低血压。低血压常见于女性、贫血或失血过多者、中老年人、缺乏运动者及部分脊髓疾病患者等。低血压如果治疗不及时，会造成头晕、头痛、心悸甚至猝倒等现象。严重时还能诱发脑卒中、心肌梗死等。

主要症状

◎头晕、头痛、食欲不振、疲劳、脸色苍白、消化不良、晕车晕船等。◎严重时，出现直立性眩晕、四肢冷、心悸、呼吸困难、共济失调、发音含糊等症状，甚至昏厥、长期卧床。

经典对症养生食材

能改善低血压的养生食材包括桂圆、核桃、鱼、虾、贝类、黄豆、豆腐、红糖、葡萄、动物脑、蛋类、奶油、牛奶、猪骨、猪肝、瘦肉等。

红枣

民间有"一天吃三枣，终身不显老"之说。红枣含有人体必需的多种营养素，能使血液中的含氧量增强，益气养血，具有滋养全身细胞、增强机体免疫力的作用，是一种药效缓和的强壮剂。临床验证，红枣对于低血压、贫血虚寒等病症的防治有效。

桂圆

桂圆富含葡萄糖、蔗糖和维生素A、B族维生素、蛋白质、脂肪和多种矿物质。正是因为桂圆含有大量有益于人体健康的营养元素，所以其对于缓解低血压非常有效，可养心安神，滋阴补血。

居家对症调养方案

改善低血压的保健操

1.十指交叉。仰卧，双腿伸直并拢，双手平放在身体两侧，掌心向下。然后呼气，双手十指交叉于胸前，牵拉双手，吸气。反复进行5次，恢复原来的姿势。

2.屈膝蜷身。在第1步的基础上，呼气，屈膝，尽量抬起头部和上身。吸气，伸直双腿，头和上身放落回原位。如此反复进行5次，恢复原来的姿势。

3.抬双腿。双腿伸直并拢，慢慢向上抬高，调整呼吸，反复进行5次，最后恢复原来的姿势。

养生粥膳

红枣粳米粥

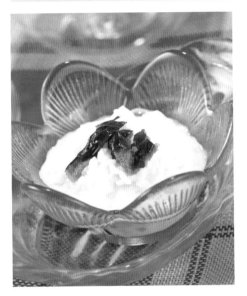

材料 牛奶500毫升，红枣15颗，粳米60克。

调料 蜂蜜30毫升，淀粉20克。

做法

1 红枣去内核，洗净，煮熟备用。

2 将淀粉加水调成糊状。

3 将粳米用水淘洗干净。

4 把牛奶倒入锅中煮沸，放入红枣和淀粉糊、粳米，边煮边拌成粥，熟后加入蜂蜜拌匀即成。

粥膳汤饮小讲堂

红枣粳米粥不仅可以补血益气、美容养颜，还可以预防低血压，是低血压患者不可错过的一款佳肴。

西红柿菠菜香粥

材料 粳米100克，西红柿半个（约100克），鸡蛋1个（约60克），菠菜2棵，葱花适量。

调料 盐、胡椒粉、味精各适量。

做法

1 西红柿洗净，切小块；菠菜洗净，切段；粳米淘洗干净。

2 锅置火上，倒入适量水煮开，放入粳米，大火煮开后转小火煮10分钟，再放入西红柿块熬煮20分钟。

3 鸡蛋打入粥中形成荷包蛋，加菠菜段、盐、胡椒粉、味精、葱花调味即可食用。

粥膳汤饮小讲堂

蛋黄及菠菜中富含铁质；西红柿中富含的维生素C有助于人体对铁质的吸收，可帮助人体补充铁质，还能稳定血压，预防贫血及低血压。

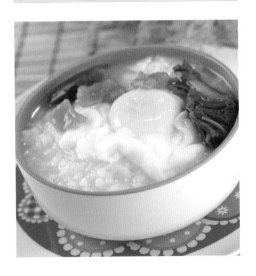

养生汤饮

蜜枣菜干乌鸡汤

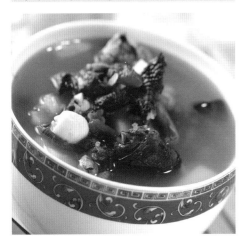

材料 乌鸡肉500克，白菜干50克，蜜枣5颗，花生仁100克，陈皮1块，莲子50克，净枸杞子少许。

调料 香油、盐各适量。

做法

1 乌鸡宰杀后清净切块，用沸水汆烫后撇去浮沫；白菜干用温水洗净，撕条；莲子去心洗净；陈皮刮去内瓤，洗净。

2 煲内加水烧开，所有材料入煲，先大火煲20分钟，后中火煲40分钟，再小火煲2小时，用香油、盐调味即可。

粥膳汤饮小讲堂
乌鸡对于营养不良引起的低血压有很好的食疗作用，适用于女性气虚、血虚、肾虚等症。

咖喱猪肉汤

材料 猪肉500克，葱花、青椒块、红椒块各适量，鸡蛋1个（约60克），净茴香苗段、洋葱末各少许。

调料 A.盐、陈皮末、香油各少许，姜汁半小匙，料酒1大匙；B.高汤3大匙，咖喱酱、盐各适量。

做法

1 将猪肉洗净切末，打入蛋液，加入葱花及调料A，用筷子搅拌匀，用手挤成肉丸，下入温水中，以小火煮至成熟，捞出备用。

2 锅置火上，加油烧热，下入洋葱末炒香，下入青、红椒块，倒入高汤、咖喱酱煮沸，加盐煮至入味，撒上茴香苗段即可。

粥膳汤饮小讲堂
经常饮用此汤可有效改善因血压偏低引起的头晕、目眩等症。

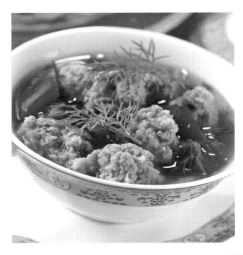

心脏病

心脏病包括先天性心脏病、高血压性心脏病、风湿性心脏病、冠心病、心肌炎等各种心脏疾病，高发人群包括：45岁以上的男性、55岁以上的女性、吸烟者、高血压患者、糖尿病患者、高胆固醇血症患者、有家族遗传病史者、肥胖者、缺乏运动或工作紧张者等。

主要症状

◎轻微活动或处于安静状态时，呼吸短促。◎鼻子硬，鼻尖发肿，红鼻子。◎皮肤呈深褐色或黯紫色，皮肤黏膜和肢端呈青紫色。◎不同程度的耳鸣、耳垂皱褶。◎左肩、左手臂内侧阵阵酸痛。◎手指末端或趾端明显粗大，甲面凸起如鼓槌状。◎中老年人下肢水肿，心悸，气喘。◎头晕，虚弱或晕厥。◎不规则心脏搏动反复发作，持续时间较长。

特效对症营养素

维生素E

维生素E能防止低密度脂蛋白胆固醇在血管中氧化沉淀，保持心脏活力，预防冠心病。

烟酸

烟酸可降低胆固醇含量，并降低心脏病复发的概率，保护心脑血管，维持心脏的正常功能，预防心脏病。

胡萝卜素

胡萝卜素是一种抗氧化剂，摄取足量的胡萝卜素能降低心血管中的胆固醇，从而减少心脏病的发生率。

经典对症养生食材

有益心脏的食材有豆类、胡萝卜、西蓝花、西瓜、苹果、蒜等。

蒜

蒜是心脏的保健食物。每天吃1～3瓣蒜，尤其是未经加工或未除蒜味的蒜，对心脏病有很好的预防作用。这是因为蒜能帮助降低引起心脏病的低密度脂蛋白。

西蓝花

西蓝花富含叶酸，经常食用可以将患心脏病的概率降低25%。

豆类

豆类富含的卵磷脂可除掉附在血管壁上的胆固醇，降低胆固醇和血液的黏滞性，防止血管硬化，预防心血管疾病，保护心脏。

养生粥膳

燕麦猕猴桃苹果粥

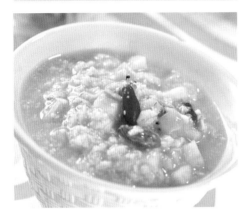

材料 燕麦片100克，苹果2个（约400克），猕猴桃1个（约60克），奶粉20克，净葡萄干、水发枸杞子各10克。

调料 白糖适量。

做法

1 苹果、猕猴桃洗净，分别切小块。

2 把燕麦片和奶粉放入碗中，倒入适量的开水搅拌均匀。

3 锅中加燕麦片及水煮沸，加入苹果块、猕猴桃块、葡萄干、枸杞子、白糖一起调匀，略煮即可。

粥膳汤饮小讲堂

老年人经常食用猕猴桃可以预防骨质疏松，抑制胆固醇在动脉内壁的沉积，从而防治动脉硬化。在一定程度上，猕猴桃还可预防心脏病。

红豆鲤鱼糯米粥

材料 鲤鱼1条（约800克），红小豆50克，糯米100克。

做法

1 鲤鱼收拾干净；红小豆、糯米洗干净后再用水浸泡1小时。

2 锅置火上，加入适量清水，放入鲤鱼，大火煮开后改中火熬煮至汤汁浓白。

3 另起锅，放入适量清水、糯米、红小豆，大火煮开后转小火煮1小时，加入鱼汤拌匀即可。

粥膳汤饮小讲堂

鲤鱼的脂肪含量较低，且多为不饱和脂肪酸，有助于降低胆固醇，可以预防动脉粥样硬化、冠心病。另外鲤鱼肉的蛋白质组织结构松软，易被人体吸收，因此老年人常吃有益健康。

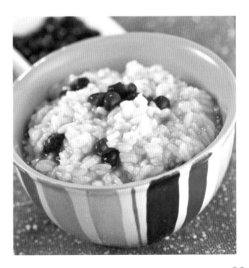

养生汤饮

猪肉末茄条蒜味汤

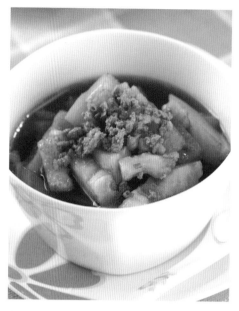

材料 茄子500克，蒜末、葱花各少许，净猪肉200克。

调料 黄油2大匙，盐、味精、高汤、酱油各适量，料酒少许。

做法

1 茄子洗净，去蒂，一半去皮，一半带皮，均切长条；猪肉剁成肉末。

2 油锅烧热，下入茄条煎熟备用。

3 另起锅，加黄油融化，下入猪肉末炒匀，下入蒜末、酱油炒至上色，再加入茄条、料酒翻炒片刻，倒入适量高汤煮开后，下入盐、味精，待汤汁入味，撒入葱花离火，出锅盛碗即可食用。

咖喱西红柿鸡丁汤

材料 鸡腿3个（约500克），西红柿2个（约400克），葱结、姜片各适量。

调料 料酒、盐、味精、高汤、咖喱粉各适量。

做法

1 将鸡腿去骨，洗净，切成丁，放入沸水中汆烫片刻，捞出洗去血污；西红柿用沸水烫一下，撕去外皮，切成厚片。

2 将油锅烧热，放入葱结、姜片、鸡丁稍煸炒，加入高汤、料酒烧沸后，撇去浮沫，转中火烧约5分钟，加入西红柿片、盐、味精、咖喱粉，拣去葱结、姜片，最后起锅倒入汤碗中即可食用。

粥膳汤饮小讲堂

西红柿中的番茄红素对心血管具有保护作用，能减少心脏病的发生率。

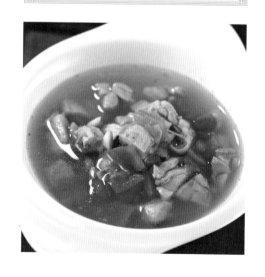

糖尿病

胰岛功能减退会引发血糖、蛋白质、脂肪、水和电解质等一系列代谢紊乱综合征，并进一步发展为糖尿病。糖尿病会导致视力下降、四肢溃烂、性功能障碍、女性绝经早、左心室肥厚、心脏供血不足和心脏跳动太过缓慢等病症。

主要症状

◎多饮、多食、多尿。◎四肢疼痛、麻木，有时会腰痛。◎性欲减退、阳痿。◎女性患者可能出现月经失调。◎视力障碍、瞳孔变小。◎全身脏腑虚弱。◎便秘。◎皮肤瘙痒。

特效对症营养素

维生素B₆

维生素B₆能有效控制血糖。维生素B₆一旦摄取不足，人体内的血糖值就会升高。

烟酸

烟酸能增强胰岛素作用，充足的烟酸有助于调节血糖，并帮助人体代谢糖类和脂肪。

经典对症养生食材

糖尿病患者可食用由以下食材制作的粥膳及汤饮：黑豆、糙米、蚌肉、鳝鱼、甲鱼、豆腐、芝麻、圆白菜、韭菜、白菜、菠菜、芥菜、苦瓜、莲藕、银耳、荸荠、冬菇、猴头菇、草菇等。

苦瓜

苦瓜中含有一种植物胰岛素，其作用类似于人体内的胰岛素，能帮助人体控制血糖，非常适合糖尿病患者食用。另外，苦瓜还具有消暑止渴的作用，尤其适合盛夏时食用。

居家对症调养方案

稳定血糖的按摩法

◎仰卧，用手掌掌根由胸骨下至中极穴推擦按摩2分钟，力度适中。
◎将右手掌心朝下放至右侧腰部，然后反复往左擦至左侧腰部。
◎将左手放在右侧腰部，然后用五指的指腹勾擦回左侧腰部，力度稍重。
◎用双手拇指擦揉双侧内踝和跟腱处5分钟。
◎被按摩者俯卧，按摩者用双手小鱼际沿其脊柱两旁自上而下进行擦揉，反复5次，直至被按摩者感到局部温热。

养生粥膳

苦瓜粳米粥

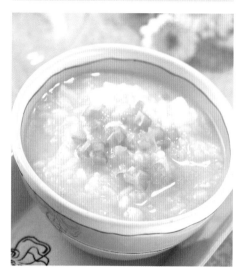

材料 苦瓜100克，粳米50克。

调料 冰糖、盐各适量。

做法

1 苦瓜洗净，去瓤，切丁；粳米淘洗净，再用冷水浸泡半小时，捞出。

2 将浸泡好的粳米放入锅内，加入适量清水，大火煮沸。

3 然后放入切好的苦瓜丁，改用小火熬煮成粥，加入冰糖、盐调味，即可食用。

粥膳汤饮小讲堂

苦瓜含有苦瓜苷和类似胰岛素的物质，具有良好的降血糖作用，故糖尿病患者不妨经常吃些苦瓜来保持血糖稳定。

养生汤饮

海带豆腐汤

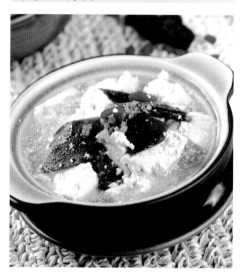

材料 豆腐250克，海带125克，姜末、葱花各适量，净枸杞子少许。

调料 盐适量。

做法

1 将海带用清水泡发，洗净，切成菱形片；豆腐切成大块，放入锅内煮沸，捞出过凉，切块。

2 油锅烧热，加入葱花、姜末煸香，放入豆腐块、海带片、枸杞子，加水适量，烧沸，加入盐，改用小火炖，炖到海带、豆腐入味即成。

粥膳汤饮小讲堂

海带、豆腐都具有稳定血糖的作用，可防止血糖骤然上升。糖尿病患者不妨常饮此汤。

腐竹黑木耳汤

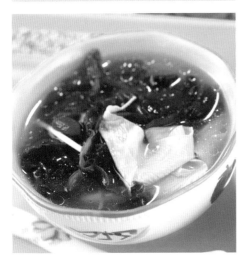

材料 水发腐竹100克，水发黑木耳25克，净枸杞子少许，葱段、姜片各适量。

调料 色拉油、料酒、盐、味精、胡椒粉、高汤各适量。

做法

1 腐竹洗净，切成3厘米长的段，在沸水锅里汆烫2分钟，取出沥干水。

2 锅内倒入色拉油、腐竹段、料酒、葱段、姜片、枸杞子、高汤，大火煮沸后撇去浮沫；转小火焖10分钟，加入黑木耳、盐、味精，再烧1分钟，拣去葱段，撒胡椒粉即可食用。

粥膳汤饮小讲堂

黑木耳具有益气强身、滋肾养胃、活血等功能，它能抗凝血、降低血糖、抗血栓、降低血脂、降低血黏度、软化血管、使血液流动通畅。

苦瓜猪肚降糖汤

材料 猪肚300克，苦瓜2根，葱段、姜片各适量，红椒丝少许。

调料 料酒、清汤、桂皮、花椒、大料、盐、鸡精、白醋、淀粉各适量。

做法

1 将猪肚翻开，用白醋和淀粉揉搓，去掉油筋杂物，洗净，放入滚水中用小火煮熟捞出，放凉切片；苦瓜洗净剖开，去瓤，入沸水中汆烫，捞出沥干，切成菱形块备用。

2 油锅烧至六成热，放入葱段、姜片煸出香味后放入猪肚片、苦瓜块翻炒，烹入料酒，倒入适量清汤，放入桂皮、花椒、大料，大火烧开后改小火焖煮30分钟，加入适量的盐和鸡精，撒上红椒丝即可。

粥膳汤饮小讲堂

此汤不但能降低血糖，还能健脾养胃。

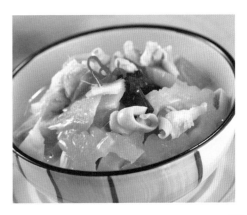

高脂血症

高脂血症是由血清中胆固醇、甘油三酯等物质数量超标诱发的一种疾病。如果饮食不合理，机体消耗远远低于摄入，多余的脂肪和糖就会滞留在体内，当达到一定程度时，便形成了高脂血症。高脂血症是诱发中风和心肌梗死的重要危险因素。

主要症状

◎肥胖。◎行动迟缓。◎呼吸短促。◎易于疲劳。◎怕热多汗。◎不能耐受繁重的体力和脑力劳动。

特效对症营养素

维生素E

维生素E可降低并防止胆固醇氧化。人体内一旦缺乏维生素E，就会导致低密度脂蛋白胆固醇在血管中氧化与堆积，从而引发高脂血症。

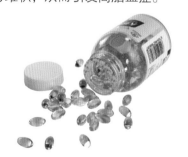

膳食纤维

膳食纤维不但是便秘患者的救星，还能吸收人体内多余的脂肪与废物，降低体内的胆固醇含量，并降低血液中的脂肪含量。

经典对症养生食材

适合高脂血症患者的食材有洋葱、白菜、芦笋、冬瓜、山药、百合、芹菜、菠菜、黑木耳、海带、紫菜、韭菜、蒜、莲藕、莲子、薏米、苹果等。

洋葱

洋葱含有丰富的硫化物，硫化物在体内会转变成蒜素，能够防止胆固醇附着在血管壁上，从而有效降低血脂。

大麦

大麦中不仅含有亚油酸、亚麻酸、B族维生素等营养成分，其中的膳食纤维及铁的含量更是糙米的数倍，而膳食纤维、亚油酸和亚麻酸都能让胆固醇随粪便排出。

黑芝麻

黑芝麻中不仅含有能使血压恢复正常的亚油酸，还含有能降低血液中胆固醇及甘油三酯的油酸，黑芝麻中的维生素E可防止油酸氧化。此外，黑芝麻中的抗氧化成分还能增加高密度脂蛋白胆固醇的含量。

养生粥膳

杏仁薏米绿豆粥

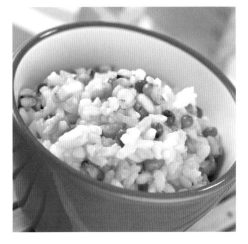

材料 粳米100克，绿豆60克，薏米30克，杏仁10克。

调料 冰糖50克，高汤适量。

做法

1 将绿豆、薏米、杏仁淘洗干净，浸泡后备用。

2 粳米放入清水中浸泡30分钟，捞出，控水，放入锅中，加入高汤、绿豆、薏米煮沸，转小火煮约1小时至米粒软烂黏稠，下杏仁，稍煮片刻，加入冰糖调味即可。

粥膳汤饮小讲堂

杏仁中含有丰富的黄酮类和多酚类成分，能够降低人体内的胆固醇含量，有效预防高脂血症，还能显著降低心脏病和许多慢性病的发病率。

大米莲藕绿豆甜粥

材料 绿豆50克，净枸杞子少许，莲藕、大米各100克。

调料 白糖适量。

做法

1 将莲藕去皮，洗干净，切成片，备用。

2 绿豆、大米均淘洗干净，绿豆用水浸泡约半小时，大米加水浸泡约1小时。

3 将绿豆、大米下入锅中，加入适量清水。

4 以大火烧开后，加入莲藕片及枸杞子，改用小火熬煮成粥。

5 加白糖调匀即可。

粥膳汤饮小讲堂

莲藕有清润、消脂的功效，尤其适合身体燥热者食用。绿豆有清热解毒的功效。此粥特别适合上火及高脂血症患者食用。

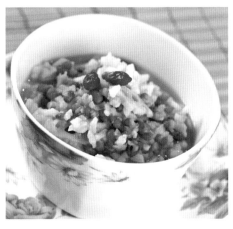

燕麦粥

材料 燕麦30克，枸杞子、葡萄干各适量。

做法

1 枸杞子、葡萄干洗净。

2 在锅内加适量水，将燕麦、枸杞子、葡萄干一同放入水中，煮沸3分钟即可。

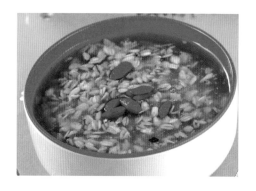

干贝冬瓜丝粥

材料 大米100克，冬瓜50克，干贝适量，姜丝、葱花各5克。

调料 香油、盐、鸡精各少许。

做法

1 大米洗净，浸泡半小时，捞出沥干；干贝泡发后切末；冬瓜洗净，去瓤、皮后切丝。

2 锅内加水，下入大米，先用大火煮开，再改用小火熬煮。

3 米粒稍软时，放入姜丝、冬瓜丝、干贝末，继续煮至米烂粥稠，调入盐、鸡精，撒上葱花，淋入香油即可食用。

养生汤饮

草菇虾仁冬瓜汤

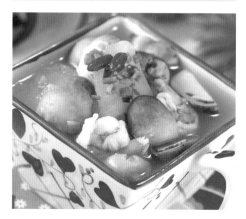

材料 净冬瓜400克，鲜草菇200克，虾仁30克，葱花、净枸杞子各适量。

调料 水淀粉、盐、料酒、香油、清汤各适量。

做法

1 冬瓜处理干净，切3厘米厚的片，入沸水汆烫透，捞出冲凉、沥干。

2 草菇洗净，一切两半，入沸水汆透，捞出冲凉、沥干。

3 虾仁洗净，用盐、料酒、水淀粉抓匀上浆。

4 锅内加清汤、料酒，烧开后加冬瓜片、草菇，再烧开，投入虾仁推散，撒上葱花及枸杞子，淋上香油即成。

粥膳汤饮小讲堂

冬瓜、草菇都有消脂的作用，可清除人体内的胆固醇，防止血脂过高。

贫血

贫血是指血液中红细胞的数量或红细胞中血红蛋白的含量不足。造成贫血的原因很多，出血、溶血、缺铁、造血功能障碍等都可造成贫血。在我国，女性和儿童比较容易患缺铁性贫血。贫血患者应补充高热量、高蛋白、富含多种维生素的食物。

主要症状

◎头晕。◎乏力。◎消瘦。◎食欲减退。◎免疫力低下。◎健康状况恶化。

特效对症营养素

铁

铁是造血的主要原料，铁缺乏会使人出现头晕等贫血症状，摄取足量的铁有助于改善贫血问题。

维生素C

维生素C有助于人体对铁质的吸收，缺铁性贫血患者应适量补充维生素C，以促进身体吸收及利用铁质。

维生素B$_{12}$

维生素B$_{12}$参与制造血红蛋白，一旦缺乏就会导致贫血，引起疲倦及注意力不集中等症状。

经典对症养生食材

适合制作适宜贫血患者食用的汤粥的食物有菠菜、海带、紫菜、豆类、芹菜、黄花菜、动物肝脏、鲫鱼、红枣等。

红枣

人体中如果有大量的铁被排出体外，就会导致缺铁性贫血的症状，而红枣恰好能为人体提供大量的铁。同样，红枣中的叶酸也具有促进细胞分裂、制造新红细胞的功效，可有效改善贫血症状。

花生红衣

花生红衣不仅能改善血小板的质量，还能增加血小板的含量，改善凝血因子缺陷以及抑制纤维蛋白溶解，加强毛细血管的收缩功能，促进骨髓造血功能，对于各种因出血过多而引起的贫血以及再生障碍性贫血有着很好的作用。

西红柿

西红柿富含的维生素C可以提高人体对铁的吸收率，而铁恰好又是预防和改善贫血不可缺少的成分，因此贫血的患者也可适量地食用一些西红柿。

养生粥膳

补血花生粥

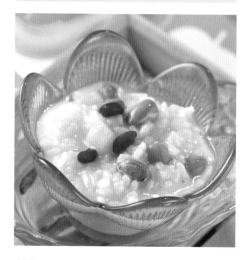

材料 花生50克（不去红衣），山药块30克，粳米100克，净枸杞子少许。

调料 冰糖适量。

做法

1 将花生用清水洗净备用。

2 将粳米淘洗干净，锅内放入备好的花生、山药块，与粳米同煮。

3 熬煮至熟，加入冰糖、枸杞子调匀即可。

粥膳汤饮小讲堂

花生能够滋养补益，有助于延年益寿。它含有大量的蛋白质和脂肪，特别是不饱和脂肪酸的含量很高。花生中的维生素K有止血作用，对多种出血性疾病都有良好的止血作用，同时也适用于贫血。

瘦肉双丁黑米粥

材料 猪瘦肉80克，红辣椒丁、芹菜丁各适量，黑米100克。

调料 盐1小匙，味精、香油各少许，料酒2小匙，胡椒粉适量。

做法

1 黑米淘洗干净；瘦肉洗净，切丁。

2 锅置大火上，加适量油，投入红辣椒丁、肉丁煸炒后，注入适量清水，加入黑米，煮沸后改小火煮至米粒开花时，放入盐、味精、料酒、胡椒粉，撒入芹菜丁，淋入香油拌匀即可。

粥膳汤饮小讲堂

瘦肉中含有丰富的铁，且较容易被人体吸收；黑米营养丰富，能提高人体血红蛋白的含量，既有利于心血管系统的保健，又有利于儿童骨骼和大脑的发育。这道粥可有效改善缺铁性贫血。如果将瘦肉换成肉松，更利于铁的吸收。

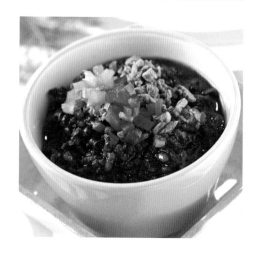

胡萝卜猪肝粳米粥

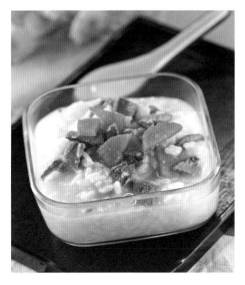

材料 胡萝卜、猪肝、粳米各100克。

调料 盐适量。

做法

1 将胡萝卜洗干净，去皮，切成片；将猪肝处理干净，切成片；粳米洗净，备用。

2 将油锅烧热，下胡萝卜片翻炒，加入适量清水，调入适量盐，炒至胡萝卜片六分熟时下入猪肝片翻炒，炒熟后即可出锅。

3 将洗净的粳米放入锅中，加适量清水，煮成粥，然后放入炒熟的胡萝卜片和猪肝片煮沸即可。

粥膳汤饮小讲堂

猪肝具有养血、补肝明目的功效，适合气血虚弱、面色萎黄、缺铁性贫血患者食用。

西红柿红枣粥

材料 粳米、红枣各100克，西红柿250克，陈皮丝少许。

调料 冰糖适量。

做法

1 粳米洗净，用水浸泡30分钟；西红柿洗净去蒂，切成丁；红枣洗净，去核，备用。

2 粳米、红枣、陈皮丝一起下锅，加适量水以大火烧沸。

3 粳米、红枣熟时，加入西红柿丁和冰糖，再次煮沸即可。

粥膳汤饮小讲堂

西红柿富含维生素C，红枣含有铁质。维生素C与铁都是人体不可或缺的营养成分，一旦缺乏就容易引起缺铁性贫血。此粥能为人体提供充足的维生素C与铁质，可有效预防贫血。

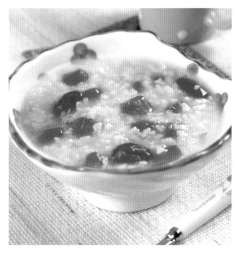

养生汤饮

红枣栗子鸡汤

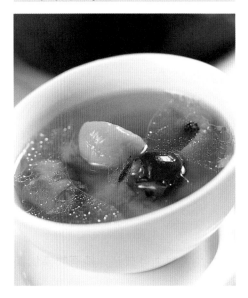

材料 净老鸡1只（约2000克），红枣、栗子各适量。

调料 盐、料酒、大料各适量。

做法

1 将老鸡斩成块，入沸水中汆烫，捞出洗净血沫，沥干。

2 将红枣用清水泡好，栗子去皮。

3 锅内加水，放入鸡块、红枣、栗子、大料、料酒，大火烧开后转小火煨至成熟入味，加盐调味即可食用。

粥膳汤饮小讲堂

　　老鸡、红枣都具有极好的补血养气作用，可预防由气血两亏引起的贫血。

红枣金针菇汤

材料 金针菇、红枣各100克，姜片适量。

调料 料酒、盐、味精各适量。

做法

1 将金针菇去根蒂，洗净；红枣用温水泡发，洗净。

2 砂锅洗净置于灶上，将澄清的浸泡金针菇的水倒入砂锅内，放入金针菇、红枣、料酒、盐、姜片、适量清水和少许花生油，加盖，以中火炖1小时左右，出锅前加味精调味即可。

粥膳汤饮小讲堂

　　红枣具有益气补血的功效，可有效预防贫血。常饮此汤，不但能补血，还能提高人体的免疫功能。

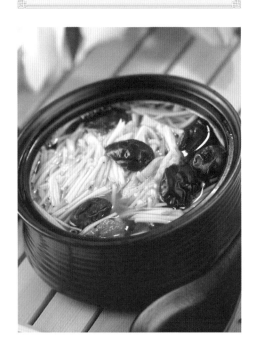

脂肪肝

脂肪肝是因脂肪代谢紊乱致使肝细胞内脂肪积聚过多引起的病变。脂肪肝的形成与很多因素有关，如长期大量饮酒，长期大量摄入高脂饮食或偏爱碳水化合物，肥胖、运动量小、糖尿病、肝炎、某些药物引起的急性或慢性肝损害等。

主要症状

◎食欲不振。◎恶心。◎乏力。◎肝区疼痛。◎腹胀，右上腹胀满。

特效对症营养素

维生素E

适量补充维生素E，能提高身体的抵抗力，有效增强肝脏功能并保护肝脏，避免肝脏病变。

硒

硒是一种很好的抗氧化剂，能清除体内的自由基，活化身体的免疫系统，维护肝脏的正常运作，预防脂肪肝、肝硬化。

经典对症养生食材

适合脂肪肝患者的食材包括鸡肉、鱼、豆制品、冬瓜、萝卜、茄子、苦瓜、菠菜、白菜、蒜、洋葱、香菇、黑木耳、海带、山药、莲子、香蕉、苹果、西瓜、山楂、绿豆等。

香菇

香菇中的嘌呤、胆碱、酪氨酸、氧化酶等物质，能起到降血压、降胆固醇、降血脂的作用。

山楂

山楂又叫山里红。山楂中含有山萜类及黄酮类等成分，能有效降低血脂及胆固醇。

居家对症调养方案

艾灸预防脂肪肝

◎灸足三里。足三里穴位于膝盖骨外侧下方凹陷往下约4指宽处。具体方法是将艾条的一端点燃后，对准足三里穴熏灸10～15分钟。艾条距离皮肤2～3厘米，以局部有温热感而不灼痛为宜。也可用艾炷隔姜片、蒜片灸，每日1次。灸完将艾条拿开。

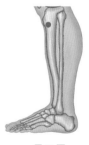

足三里

养生粥膳

青豆冬瓜粥

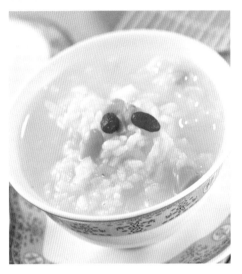

材料 青豆20克，粳米50克，新鲜连皮冬瓜100克，净枸杞子少许。

调料 冰糖2大匙。

做法

1 冬瓜洗净去皮，切成小块，同粳米、洗净的青豆一并煮成粥。

2 在煮好的粥中调入冰糖及枸杞子即可（或用冬瓜子煎水，同粳米、青豆煮粥。每日2次，10～15日为1个疗程，经常食用效果较好）。

粥膳汤饮小讲堂

此粥具有利小便、消水肿、清热毒、止烦渴的功效，适用于急慢性肾炎水肿胀满及肝硬化腹水、脂肪肝等。

养生汤饮

冰糖木瓜双耳汤

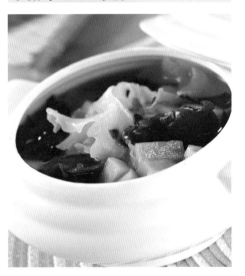

材料 木瓜200克，水发黑木耳、水发银耳各150克。

调料 冰糖3大匙。

做法

1 将木瓜洗净，去皮及子，切块；银耳、黑木耳均择洗干净，撕成小朵，再放入沸水中汆烫一下，捞出沥干备用。

2 锅置火上，加适量清水烧开，先下入黑木耳、银耳小火煲约50分钟，再放入木瓜块、冰糖继续煲30分钟即可。

粥膳汤饮小讲堂

银耳是一味滋补良药，特点是滋润而不腻滞，它能提高肝脏的解毒能力，有助于保护肝脏功能。

玉米虾仁汤

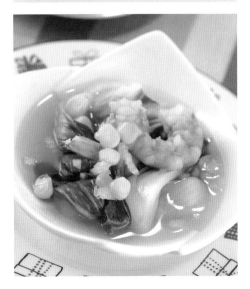

材料 玉米粒150克，小油菜200克，净虾仁50克，洋葱50克。

调料 盐、黄油、浓缩鸡汁、清汤各适量。

做法

1 小油菜择洗干净，从中间切开；洋葱去皮，洗净，切末，备用。

2 锅置火上，加黄油烧化，放入洋葱末炒香后倒入适量清汤，将玉米粒、虾仁下入锅中，加盐、鸡汁煮片刻，汤汁滚沸时下入小油菜煮至翠绿，出锅即可。

粥膳汤饮小讲堂

玉米的粗纤维可以让人体有饱腹感，减少对其他食物的摄入，从而避免摄入过多的能量和脂肪，对预防脂肪肝、减肥瘦身很有帮助。

胡萝卜菜汤

材料 胡萝卜丝200克，洋葱块、香菜叶各50克，香芹段100克。

调料 鲜汤适量，盐、味精、胡椒粉、香油各少许。

做法

1 将所有材料（香菜叶除外）放入锅内氽烫至熟。

2 将蔬菜捞出沥干，放入锅内，加入鲜汤煮沸，再加入盐、味精、胡椒粉，淋上香油，盛出，撒上香菜叶即可食用。

粥膳汤饮小讲堂

经常喝此汤可以排出身体内的毒素，增强机体免疫力，还能增强饱腹感，控制人体对热量与脂肪的摄入，从而可以有效地预防脂肪肝。

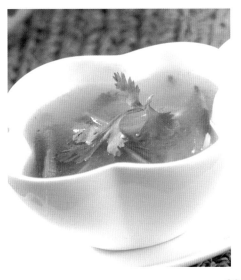

神经衰弱

神经衰弱是指由于某些长期存在的精神因素，引起脑功能活动过度紧张，从而引起精神活动能力减弱的症状。中医认为，该病的诱因一般分为肝郁化火、心脾两虚、肝肾阴虚、心虚胆怯等，根据不同原因常采用降火、补脾、养肝肾等方法。

主要症状

◎有显著的衰弱或持久的疲劳症状，如精力不足、萎靡不振、记忆力减退、脑力迟钝等，即使是充分休息也不能消除疲劳感。◎易兴奋又易疲劳。◎情绪波动比较大，多疑，遇事容易激动，烦躁易怒，担心和紧张不安。◎睡眠障碍，表现为入睡困难、易惊醒、多梦等。

经典对症养生食材

能改善神经衰弱的食材有猪心、猪脑、小米、黄花菜、桑葚、百合、莲子、芝麻、桂圆、花生、葵花子、核桃等。

花生

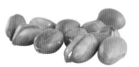

花生含丰富的维生素E和一定量的锌，能增强记忆、抗老化、延缓脑功能衰退。少量常吃可以帮助安眠以及稳定情绪，对于神经衰弱有很好的改善作用。

核桃

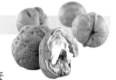

专家指出，若人体缺乏B族维生素就会产生精神不振、疲倦、精神不集中等症状，导致神经衰弱加重。

核桃含有丰富的B族维生素，可起到健脑、增强记忆力及延缓衰老的作用，对神经衰弱具有一定的缓解和辅助食疗作用。

居家对症调养方案

改善神经衰弱的小动作——伸展翻滚

仰卧，两腿伸直、并拢，双臂向头部上方伸展，十指交叉，先向右翻滚10次，然后迅速反方向翻滚回来，注意翻滚的速度要快。反复进行5个来回，此小动作可以松弛紧张的神经。长期坚持练习，可收到很好的效果。需要注意的是，刚吃饱饭后不宜立即进行。

养生粥膳

红糖苹果小米粥

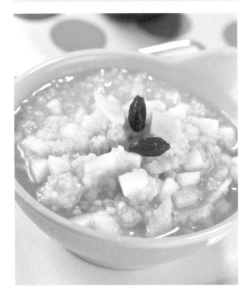

材料 苹果1~2个，小米100克，枸杞子少许。

调料 红糖适量。

做法

1 将苹果洗干净，去掉核，切小块；将小米洗干净。

2 将苹果块和小米一起加水煮至糊状，调入红糖，撒入枸杞子即可。

粥膳汤饮小讲堂

苹果中含有丰富的人体所必需的营养物质，能满足人体的正常需求；小米是养心安神的理想食物，它含有丰富的色氨酸，可以预防神经衰弱及失眠。

黑芝麻甜奶粥

材料 粳米100克，熟黑芝麻25克，鲜牛奶1杯（约250毫升）。

调料 白糖、高汤各适量。

做法

1 粳米淘洗干净，加入适量清水浸泡30分钟，捞出。

2 将粳米放入锅内，加入高汤煮沸，转小火煮约1小时至米粒软烂黏稠。

3 另取一锅，放入适量的稠粥，加入鲜牛奶，用中火烧沸，再加入白糖搅拌均匀，撒上黑芝麻即可。

粥膳汤饮小讲堂

牛奶不但能为人体补充钙质，还有助于安眠，改善神经衰弱症状。建议身体虚弱者、贫血者、耳鸣者、神经衰弱者常喝此粥。

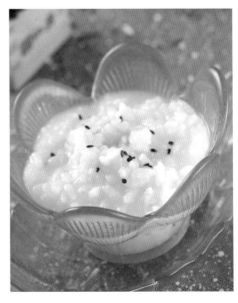

桂圆姜汁粥

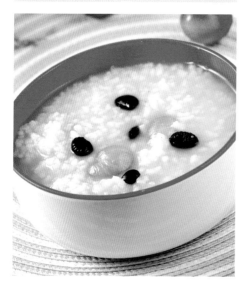

材料 大米半杯，姜25克，黑豆适量，桂圆肉100克。

调料 蜂蜜适量。

做法

1 黑豆泡水洗净；姜洗净，去皮，磨成姜汁备用。

2 大米淘洗干净，浸泡30分钟后捞出，沥干水分，放入饭锅中，加适量清水。

3 以大火煮沸后转小火，加入桂圆肉、黑豆、姜汁，搅匀，煮至软烂，出锅装碗，加入蜂蜜即可。

粥膳汤饮小讲堂

桂圆具有很好的养心安神作用，对神经衰弱及失眠、健忘等症有较好的食疗功效。但是，有上火发炎症状的人不宜食用桂圆。

养生汤饮

核桃银耳汤

材料 水发银耳、核桃仁、葡萄干各50克。

调料 水淀粉、白糖各适量。

做法

1 银耳洗净，撕成小朵，加适量白糖、清水，上笼蒸至软糯；核桃仁掰成小块，炒香；葡萄干洗净。

2 锅内放清水、核桃仁、葡萄干，烧开后改用中火煮约20分钟，改用大火，加入银耳，烧开后用水淀粉勾芡即成。

粥膳汤饮小讲堂

核桃仁是健脑的理想食物，还可提高记忆力，有效对抗健忘、神经衰弱。此汤是神经衰弱者的滋补佳品，可补血气、暖肾、安神。

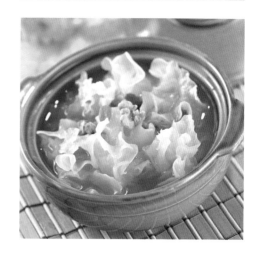

失眠

失眠又称为睡眠障碍，指入睡困难，睡眠中易醒及早醒，睡眠质量低下，熟睡时间明显减少或彻夜难眠。根据失眠的时间以及程度，失眠主要可以分为三种类型：整夜失眠型、睡眠中断难以再次入眠型以及夜间频繁睡眠中断型。

主要症状

◎入睡困难、多梦。◎夜间多醒，凌晨早醒。◎头晕、乏力、健忘。◎烦躁易怒。◎易兴奋。◎无原因的恐惧不安、情绪低落。◎感觉过敏，精神脆弱，多愁善感。◎注意力不集中，视物模糊。

特效对症营养素

B族维生素

B族维生素能消除身体疲劳、维持心情安定，还能有效维护神经系统的稳定性，对于因烦躁不安引起的失眠有较好的缓解作用。

色氨酸

色氨酸被人体吸收后会促使大脑分泌一种神经传导物质，这种物质有助于提高睡眠质量。

经典对症养生食材

紫菜、海藻、菠菜、南瓜、核桃、花生、芝麻、松子、葵花子、红小豆、绿豆、生菜、糙米、燕麦、麦片、紫米、小麦胚芽、荞麦、牛奶等食材均有较好的安眠作用。

牛奶

牛奶营养丰富，有"白色血液"的美称，是理想的天然食物。牛奶中含有使人产生困倦感觉的物质色氨酸，加上牛奶所产生的饱腹感，更可增加催眠的效果。

临睡前坚持喝一杯热牛奶可有效改善失眠状况，提高睡眠质量。

居家对症调养方案

芳香疗法

薰衣草含有的特效成分可以起到镇静、镇痛的作用，调整自主神经，从而有效抑制神经过于兴奋。

另外，薰衣草特有的淡淡的清香可以舒缓压力与紧张，让身心得到彻底放松。将干燥的薰衣草花朵做成香包放于枕头里枕着入眠，可有益睡眠。

养生粥膳

南瓜百合粥

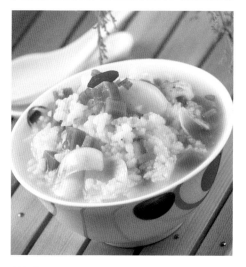

材料 大米250克，南瓜200克，百合150克，葱花、水发枸杞子各少许。

调料 盐、味精各少许。

做法

1 大米淘洗干净，浸泡30分钟；南瓜去皮，去瓤，洗净，切小块；百合去皮，洗净，掰成小瓣，再放入沸水中汆烫，捞出沥干，备用。

2 将大米放入清水锅中用大火煮沸，然后加入南瓜块，转小火煮约30分钟，再放入盐、味精、百合煮至黏稠，撒上葱花、枸杞子即可。

粥膳汤饮小讲堂

百合具有滋阴润燥、养心安神的功效，可防止人体因燥热引起的失眠。

苹果鲜奶麦片粥

材料 苹果1个（约150克），胡萝卜1根（约200克），燕麦片30克，鲜牛奶适量。

调料 白糖适量。

做法

1 将苹果和胡萝卜洗干净，削掉皮，切成小丁。

2 将燕麦片及胡萝卜丁放入锅中，倒入适量牛奶，添加适量清水，用小火煮沸。

3 然后放入苹果丁，继续煮至熟烂，加白糖调味，即可食用。

粥膳汤饮小讲堂

研究发现，牛奶中含有一种可抑制神经兴奋的成分色氨酸，具有镇静安神的作用。

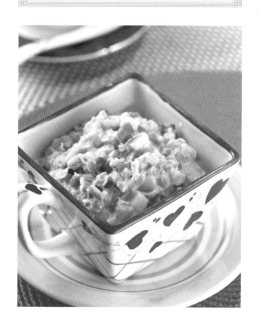

养生汤饮

紫菜西红柿蛋汤

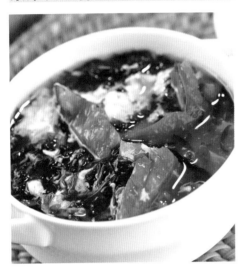

材料 水发紫菜150克，鸡蛋2个（约120克），西红柿200克。

调料 盐、味精、香油、清汤各适量。

做法

1 将西红柿洗净去蒂，切成滚刀块；水发紫菜清洗干净；鸡蛋打入碗中，用筷子搅散。

2 锅置火上，倒入清汤，加入西红柿块、紫菜烧沸后，将鸡蛋液徐徐倒入汤中略煮，加入盐、味精，淋入香油，倒入汤碗中即成。

粥膳汤饮小讲堂

紫菜中富含色氨酸，色氨酸进入人体后会帮助人体进入睡眠状态，有助于安眠。

牛腩双瓜汤

材料 牛腩300克，丝瓜30克，胡萝卜30克，南瓜30克，西红柿30克，葱花、姜片、蒜片、香菜叶各少许。

调料 高汤2大碗，盐、味精各1小匙，胡椒粉适量。

做法

1 将牛腩洗净，切块，煮熟。

2 丝瓜、胡萝卜、南瓜、西红柿分别处理干净，切块，备用。

3 锅置火上热油，放入葱花、姜片、蒜片炝锅，倒入高汤，加牛腩块、丝瓜块、胡萝卜块、南瓜块、西红柿块和剩余调料炖至熟，撒上香菜叶即可食用。

粥膳汤饮小讲堂

牛腩含有丰富的蛋白质和脂肪，具有强筋骨、补体虚等作用，是秋季进补的佳品。牛腩与南瓜搭配有助于提高睡眠质量。

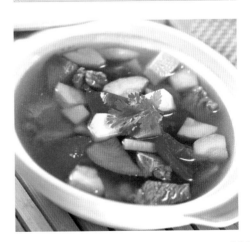

健忘

健忘指的是记忆力减退、遇事易忘的症状。导致健忘的原因很多，如年龄增长、压力大、精神高度紧张、过度吸烟酗酒、缺乏维生素等都可诱发健忘。其中，年龄的增长是导致健忘的主要因素。一般情况下，健忘多见于中老年人。

主要症状

◎临床表现：记忆力明显减退，对刚刚发生过的事情，不能清晰地回忆起来，如记不清人名、地点、电话号码等，病情严重时，很可能发展成痴呆。◎自觉症状：经常失眠，多梦，精神疲倦，萎靡，腰酸乏力，记忆力减退等。

特效对症营养素

维生素A

维生素A能促进大脑发育，有效补脑与健脑，增强记忆力。

卵磷脂

卵磷脂是构成大脑细胞的核心营养，被人体吸收后能释放出胆碱。胆碱有助于脑细胞传递讯息的传导物质生成，人体内一旦缺乏卵磷脂，这种传导物质就会相对减少，脑细胞也无法发出正确且有效的讯息，记忆力自然也会衰退。因此，适量摄取卵磷脂可以增强记忆力。

经典对症养生食材

能改善健忘的食材有牛奶、胡萝卜、紫菜、猪脑、鸡蛋、鹌鹑蛋、沙丁鱼、葵花子、花生、芝麻、核桃、松子等。

核桃

核桃含丰富的不饱和脂肪酸、蛋白质、维生素等成分，可为大脑提供营养，促进细胞的生长，延缓脑细胞的衰弱进程，提高思维能力。

居家对症调养方案

改善健忘的按摩操

◎取坐位，双手手掌相对用力摩擦，由慢至快，搓热为止；然后一只手的手掌贴着另一只手的手背相互用力摩擦，由慢至快，搓热为止。

◎双手掌心相对，十指松散，以相对应的手指指腹相互触按，反复30次。

◎食指、中指、无名指并拢摩擦足底，沿顺时针、逆时针方向各30次，至脚心发热为宜。

养生粥膳

枸杞子核桃粥

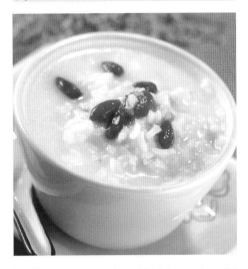

材料 枸杞子15克，核桃仁20克，粳米100克。

调料 冰糖35克。

做法

1 枸杞子洗净，去除杂质；核桃仁洗净；粳米洗净，沥干水分。

2 把粳米、枸杞子、核桃仁放入锅内，加适量清水，轻轻搅拌几下。

3 把锅置大火上烧沸，再用小火煮40分钟至各种食材熟透，加冰糖略煮，盛出稍晾凉即可食用。

粥膳汤饮小讲堂
核桃仁含有蛋白质、维生素及磷脂，能为神经细胞提供养分，延缓大脑衰老，从而起到改善健忘的目的。

双米草菇粥

材料 小米100克，粳米50克，草菇8个，水发枸杞子少许。

调料 盐适量。

做法

1 草菇洗净，汆烫后，捞出切丁；粳米、小米分别淘洗干净，用冷水浸泡半小时，捞出沥干。

2 锅中加冷水，将粳米、小米放入，用大火烧沸后改用小火熬煮，待粥六成熟时加入草菇丁拌匀，用盐调味，煮至粥熟，撒入枸杞子即可。

粥膳汤饮小讲堂
维生素C是神经传递介质的重要组成部分，因此，应多食用含维生素C的食物。

草菇中含有一定量的维生素C，经常食用可以改善大脑功能，有效提高记忆力。

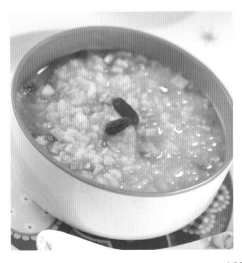

养生汤饮

醪糟鸡蛋汤

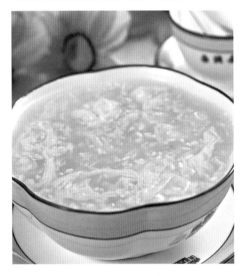

材料 醪糟400克，姜末适量，鸡蛋1个（约60克）。

调料 白糖适量。

做法

1 锅内加醪糟烧开。

2 把白糖、姜末放入锅内，将其拌均匀。

3 将鸡蛋打入锅内，搅匀成形，关火即可出锅。

粥膳汤饮小讲堂

鸡蛋是一种非常好的健脑食物，尤其是其中的蛋黄。蛋黄中富含卵磷脂等益智成分，适量食用可以有效地提高记忆力，延缓脑细胞的衰弱进程，改善健忘的症状。

花生牡蛎瘦肉汤

材料 花生30克，牡蛎250克，猪瘦肉200克，姜适量。

调料 盐适量。

做法

1 花生洗净后浸泡40分钟；牡蛎取肉，洗净，汆烫；猪瘦肉洗净，切片，汆烫，备用；姜洗净，切片。

2 油锅烧热，下入姜片，将牡蛎肉爆炒至微黄，加入适量清水，大火煮沸。

3 放入花生和瘦肉片，滚沸后，改用小火煮熟，加盐调味即可。

粥膳汤饮小讲堂

花生富含蛋白质和钙；牡蛎可重镇安神，潜阳补阴，软坚散结，收敛固涩，适用于惊悸失眠、眩晕耳鸣。两者搭配熬成汤品具有醒神健脑、安神益智的功效，是健忘者不错的食疗选择。

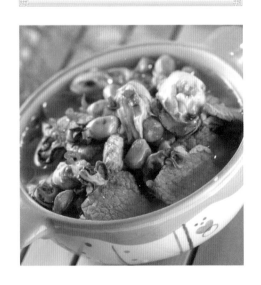

头痛

头痛往往作为其他疾病的一种症状出现，可以分为多种类型，其中以偏头痛与紧张性头痛最为常见。偏头痛主要是因为头部的血管扩张刺激到周围的神经所引起的，而紧张性头痛主要是头部血液循环不畅造成的。不论是哪种头痛，严重时都应尽快就医治疗。

主要症状

◎视觉系统：视力减退，偏盲，复视，流泪，畏光等。◎嗅觉及听觉系统：鼻塞，流涕，听力下降等。◎自主神经系统：出冷汗，面色潮红或苍白，血压波动，心悸，乏力，恶心呕吐等。◎中枢神经系统：意识障碍，感觉减退，失语，疼痛等。◎全身反应：疲劳，发热，食欲减退，消瘦等。

特效对症营养素

B族维生素

B族维生素有助于维持大脑的正常运作，还能使神经系统更安定，促进大脑血液循环，从而改善偏头痛。

锌

当体内的铜含量过高时，就会影响血液的活性，导致血管收缩，从而引发头痛。而锌有助于降低体内的铜含量，从而缓解头痛，因此专家建议经常头痛的人多摄取锌。

镁

研究发现，偏头痛人群的大多数大脑组织中的镁含量过低，而补充适量的镁就能缓解头痛。这与镁能帮助舒缓紧张的神经有关。

经典对症养生中药

白芍

白芍可缓中止痛，常用于缓解由肝气不舒或肝阳偏亢引起的头痛。另外，其对于因紧张性头痛所引起的肩颈肌肉酸痛也有很好的疗效。

白芷

白芷可祛风湿，常用于舒缓和改善偏头痛、眉棱骨痛、头风痛等病症。

居家对症调养方案

菊花枕疗法

菊花可镇痛、解热，将干燥的菊花放入枕头中，可安定心神，有益睡眠，从而缓解头痛。注意，此处的菊花是药用的白菊花，而不是野菊花。

养生粥膳

八珍香粥

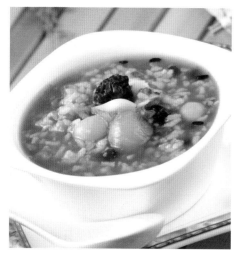

材料 黑米、红枣、西米、香米、白果、核桃仁、银耳、百合、桂圆肉各适量。

调料 冰糖100克。

做法

1 黑米、西米、香米洗净，浸泡4小时；红枣去核，洗净；银耳泡发，洗净，撕小朵，入沸水锅中蒸熟；白果、核桃仁、百合、桂圆肉洗净备用。

2 锅中加入水，先放黑米，小火煮至米粒柔软，再加香米、西米、桂圆肉、冰糖、百合、白果、核桃仁和红枣，煮至粥稠，放入银耳朵搅匀即可。

> **粥膳汤饮小讲堂**
> 此粥可补脑减压，缓解头痛。

养生汤饮

天麻鸽子汤

材料 净鸽子1只（约500克），天麻1块（约30克），大米适量。

调料 盐、料酒、味精、胡椒粉各适量。

做法

1 天麻用温水洗净，切成片状。

2 将鸽子浸入冷水锅中，开火汆烫去血水，备用。

3 蒸锅烧热，将鸽子放入炖盅内，放入天麻，倒入适量清水，加入所有调料，盖上盖子，用大火蒸10分钟后转为中火，蒸至鸽肉熟软即可。

> **粥膳汤饮小讲堂**
> 天麻与鸽肉搭配不但能益智补脑，还可改善神经衰弱，缓解头痛症状。

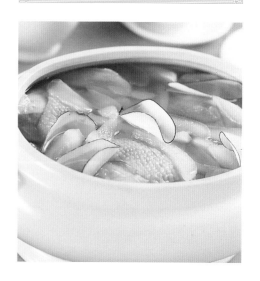

牙痛

牙痛是口腔科疾病中最常见的症状之一。引起牙痛的原因有龋齿、急慢性牙髓炎、牙龈炎、牙周炎等。此外，某些神经系统疾病和慢性疾病，如糖尿病患者牙髓血管发炎坏死等都可引起牙痛。中医将牙痛分为风热牙痛、胃火牙痛、虚火牙痛。

主要症状

◎风热牙痛：牙齿疼痛，牙龈红肿疼痛，遇冷则痛减，遇风热则痛甚，或有发热、恶寒、口渴、舌红、苔白干等症状。◎胃火牙痛：牙齿疼痛厉害，牙龈红肿，或出脓渗血，牵及颌面疼痛、头痛、口渴、口臭，大便秘结，舌红苔黄。◎虚火牙痛：牙齿隐隐微痛，牙龈微红、微肿，久则牙龈萎缩、牙齿松动，伴有心烦、失眠、眩晕。

经典对症养生中药

麦冬

麦冬有养阴生津、润肺清心的功效，适用于肺燥干咳、虚劳咳嗽、津伤口渴，对于胃火牙痛有一定的疗效。

金银花

金银花具有很好的清热解毒功效，是中医治疗风

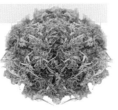

热牙痛常用的药材之一。

居家对症调养方案

外敷疗法

洗净脸部，取苦杏仁、蒜各适量，捣碎成泥，外敷于太阳穴处，然后用胶布固定。此方法适用于缓解牙周炎、牙髓炎等引起的牙痛。需要注意的是，左侧牙痛应外敷右侧太阳穴，右侧牙痛则外敷左侧太阳穴。

白萝卜末内敷疗法

取白萝卜适量，切成碎末状，然后用干净的纱布将白萝卜末包起来，敷于疼痛的牙齿部位，待牙痛症状缓解之后取下即可。这是因为白萝卜具有活血化瘀、消肿止痛的功效，可以有效缓解牙痛症状。

花椒疗法

花椒的功效和丁香油相似，也可以对牙痛起到一定的缓解作用。取花椒一粒，放于疼痛的牙齿处，用上下牙齿轻咬固定，至产生麻的感觉即可。

养生粥膳

生地粳米粥

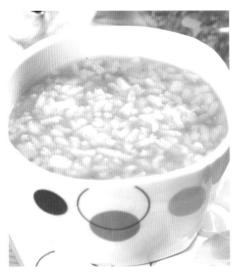

材料 新鲜生地150克，粳米50克。

调料 冰糖适量。

做法

1 新鲜生地洗净，捣烂，用纱布挤汁；粳米淘洗干净。

2 将粳米、冰糖放入砂锅内，加清水煮成粥，再加入生地汁，改用小火，再煮沸一次即可。

粥膳汤饮小讲堂

中医认为，新鲜生地具有清热凉血功效，常用于壮热神昏、口干舌燥等症。此粥适用于热病伤津、烦躁口渴、舌红口干、虚劳骨蒸及津亏便秘、牙痛等病症。每日2~3次，建议此粥温热服食。

养生汤饮

银花山楂蜂蜜汤

材料 银花50克，山楂20克。

调料 蜂蜜20克。

做法

1 山楂洗净，去蒂，去核；银花用清水冲洗干净，备用。

2 把准备好的银花和山楂放入锅内，加适量清水，先用大火煮沸，后用小火煮30分钟左右。

3 然后去渣取汁，加入蜂蜜调匀，即可饮用。

粥膳汤饮小讲堂

银花具有很好的清热解毒功效。蜂蜜有很好的消炎功效，对于牙龈发炎有一定的缓解作用，这道汤饮适合风热牙痛患者服用。夏天天热的时候也是一道很好的饮料，在冰箱中冷藏后，风味更佳。

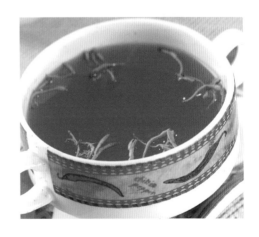

食欲不振

食欲不振是指进食的欲望降低。一般情绪不佳、睡眠不足、疲倦、食物单调等因素都可导致生理性食欲不振，持续时间比较短。如果长时间没有进食的欲望，则应引起注意，很可能是某些疾病的症状，应及时就医。

主要症状

◎不思茶饭。◎情绪低落，疲乏倦怠。◎胃部胀满。◎有时伴有呃逆、嗳气、恶心、呕吐等症状。

经典对症养生食材

非病理性的食欲不振可以适量食用一些带有芳香气味及略带辣味的食物，如葱、蒜、洋葱、香菜、茼蒿、山楂等。

香菜

香菜中的营养成分很丰富，药用价值也非常高。香菜具有健脾胃、增进食欲的作用。

茼蒿

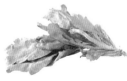

茼蒿可以强化胃肠器官，其中所含的特殊香味的挥发油有助于宽中理气，消食开胃，增进食欲。因此，对于食欲不振的人，建议常吃些茼蒿。

经典对症养生中药

麦芽

麦芽具有健脾开胃的功效，可治疗食积不消、腹满泄泻、食欲不振等症。

白术

白术可治疗脾气虚弱引起的食欲不振、疲劳乏力、消化不良、腹胀等症。

居家对症调养方案

按摩增进食欲的两大特效穴位

◎脾俞。脾俞位于背部，在第11胸椎棘突下，旁开1.5寸处。按摩此穴可以给内脏注入活力，增强食欲。

◎膈俞。膈俞位于背部，在第7胸椎棘突下，旁开1.5寸处。按摩此穴有助于增强食欲。

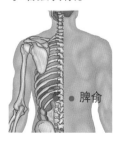

● 脾俞

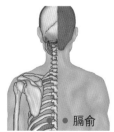

● 膈俞

养生粥膳

双椒肉粒粥

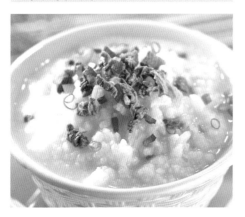

材料 稀粥、猪肉粒、萝卜干各50克，青椒、红椒、葱花各适量。

调料 A.料酒、酱油各适量，白糖半小匙；B.盐、味精各少许，胡椒粉适量；C.豆豉适量。

做法

①萝卜干泡软切丁；青椒、红椒洗净去蒂及籽，切丁。

②油锅烧热，下入猪肉粒、萝卜干丁煸炒至变色，加入调料A，再下入调料C继续煸炒出香味，最后下入青椒丁、红椒丁，翻拌均匀盛出，备用。

③锅内入稀粥烧滚，下入炒好的椒酱肉粒及调料B搅匀，撒上葱花即可。

粥膳汤饮小讲堂

此粥具有开胃、增进食欲的功效，食欲不振者可适量食用。

养生汤饮

榨菜肉片酸菜汤

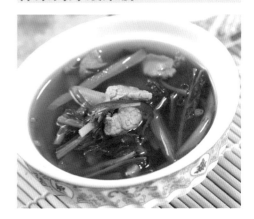

材料 酸菜100克，红椒条适量，榨菜、猪肉各50克，葱花少许。

调料 盐、味精、胡椒粉、大料各适量。

做法

①酸菜洗干净，切成丝，挤干水分；猪肉洗净，切成片。

②榨菜切条，放入沸水中水煮去盐分，捞出冲凉。

③油锅烧热，下入葱花炒香，加猪肉片、榨菜条、酸菜丝炒匀，加适量清水，放入红椒条煮沸后，下调料保持沸腾10分钟，离火即可。

粥膳汤饮小讲堂

酸菜开胃生津，可促进食欲、健脾开胃。

消化不良

消化不良是一种由胃肠动力障碍所引起的疾病，也包括胃蠕动不好的胃轻瘫和食管反流病。消化不良者常因胸闷、早饱感、腹胀等不适而不愿进食或少进食，夜里也不易安睡，睡后常有噩梦。消化不良会造成食物在胃内停留时间过长。

主要症状

◎食欲不振。◎进食后腹部饱胀。◎腹部有压迫感和（或）腹痛，可放射到胸部。◎嗳气。◎胃灼热。◎轻度恶心、呕吐。◎舌苔厚腻。

经典对症养生食材

烹制适用于消化不良者的养生汤粥可使用以下材料：小米、锅巴、南瓜、菠菜、胡萝卜、葱、蒜、香菜、粳米、山楂、木瓜、菠萝、橘子、橙子、柚子、山药等。

山楂

山楂具有消食健胃、行气活血等功效，主治积食。常食山楂能很好地增进食欲，辅助食疗消化不良。

居家对症调养方案

改善消化不良的小动作

◎缩小腹。此法可调整胃酸，增强肠胃功能。其具体做法是收缩肚脐周围的腹部肌肉，以拉动下腹部与丹田，与命门产生共振。

◎仰卧起坐法。此法有利于胃肠蠕动，增强腹肌功能，从而起到促进消化、防止内脏下垂的作用。每天要坚持做12～24个仰卧起坐，分2次完成。仰卧起坐的个数可以逐渐增多。

◎咽津法。此法能促进舌头灵活性，保持唾液腺分泌通畅，生津并调整胃肠消化功能。其具体做法是，在刷牙漱口后，口唇微闭，用两腮和舌头沿齿龈内外做漱口运动，接着鼓腮，保持唾液在口中漱动约20次，再慢慢吞咽唾液。

◎太极运动法。打太极拳、练太极剑、做太极推手，都可促进胃肠蠕动，进而帮助食物消化。

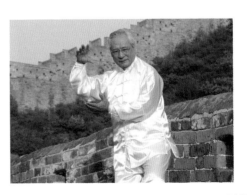

养生粥膳

菠萝西米粥

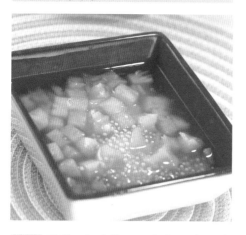

材料 菠萝1个（约250克），净西米100克。

调料 白糖适量。

做法

1 将菠萝去皮削好，切成大小均匀的细丁；把锅洗净，置于灶上，加适量水烧开，西米放入开水锅内略汆烫后捞出，再用清水反复漂洗。

2 锅中放入适量清水烧开，加入菠萝细丁、西米、白糖，略煮即可。

粥膳汤饮小讲堂

菠萝口味酸甜，气味芳香，是很好的开胃水果，适用于消化不良等症。西米的主要成分是淀粉，有温中健脾、改善脾胃虚弱和消化不良的功效。菠萝搭配西米熬成粥，很适合消化不良及食欲不振者。

椰子山楂粳米粥

材料 椰子300克，山楂片80克，粳米150克，玉米粒50克。

调料 冰糖30克。

做法

1 把椰子放在砧板上，拿刀背在椰子的硬壳上敲几下，裂开后用小刀起肉，备用。

2 山楂片切粒；玉米粒洗净；粳米淘洗干净。

3 锅内放粳米、玉米粒，加适量清水大火烧开，改小火熬至米开且粥稠，放冰糖、山楂片粒、椰肉稍煮即可。

粥膳汤饮小讲堂

山楂具有促进消化、增进食欲的作用；粳米具有补虚强壮、益气祛风、养心的作用；椰肉具有滋补、清暑解渴的作用。三者搭配可健胃消食。

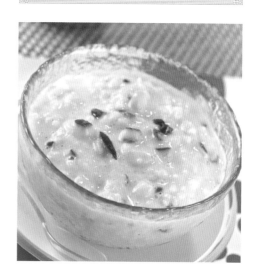

养生汤饮

二皮山楂汤

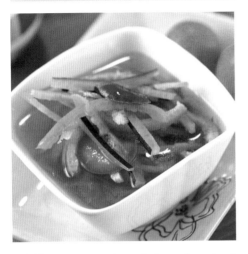

材料 山楂片20克，陈皮20克，冬瓜皮30克。

调料 白糖20克。

做法

1 山楂片洗净，备用。

2 陈皮、冬瓜皮洗净，切条备用。

3 锅内加适量水，放入山楂片、陈皮条、冬瓜皮条，小火煮沸后调入白糖即成。

山楂瘦肉汤

材料 净山楂50克，猪瘦肉100克，红枣10克，葱段、姜片各适量。

调料 清汤、料酒、盐、味精各适量。

做法

1 山楂去核，入沸水锅中汆烫，捞出；猪肉洗净，切成厚片，入沸水锅汆烫后捞出。

2 锅中加入清汤、山楂、猪肉片、红枣、葱段、姜片、料酒，烧沸后撇去浮沫，加盖炖至肉熟烂，加盐、味精，再炖5分钟离火即可。

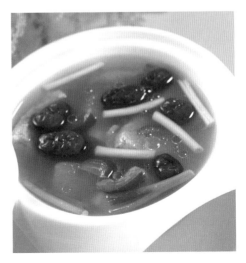

胃痛

胃痛又称胃脘痛，是以胃脘近心窝处常发生疼痛为主的疾患。导致胃痛的原因很多，主要包括：过食寒凉，寒邪犯胃；生活无规律，饮食伤胃；精神抑郁，肝气犯胃；劳累过度，脾胃虚弱；生活节奏快，精神压力大等。

主要症状

◎胃部隐隐作痛。◎胃烧灼感。◎胃绞痛。◎饮后胃胀痛。

经典对症养生食材

烹制胃痛患者的养生汤粥可使用以下食材：羊肉、莲藕、南瓜、土豆、圆白菜、山药、桃、桂圆、红枣、莲子、胡萝卜、豆浆等。

土豆

土豆能够帮助食物吸收，增强胃功能，有健脾利湿的作用。另外，由于它是温性食物，所以易上火和患有寒证的人都可放心食用。

白萝卜

白萝卜中含有多种消化酶，如淀粉酶等，这些酶能够帮助食物消化和吸收，具有中和胃液的作用，还能预防和缓解胃痛及胃溃疡。

圆白菜

圆白菜含有丰富的维生素，具有修复体内损伤组织的作用，能有效预防胃炎及胃溃疡。此外，在圆白菜的外层叶子中还含有溃疡修复所必需的钙。因胃溃疡引起胃痛的患者，可每天以圆白菜榨汁饮用，还可混合蜂蜜食用，有促进溃疡愈合的作用。

南瓜

南瓜所含的果胶可保护胃肠道黏膜免受粗糙食品刺激，促进溃疡面愈合。用南瓜搭配小米做粥，可暖胃养胃。

居家对症调养方案

治胃痛简易操

先平躺在床上，身体放松，调整呼吸以达到均匀，随后将双手向头顶的方向伸直并开始吸气，接着将两腿慢慢抬起，直到垂直于上身，然后再将腿慢慢放下至一定高度，同时手臂、背部、头慢慢抬起并呼气。这样利用惯性，身体就像跷跷板一样一上一下。做这套操时应先慢后快，快慢结合，最后以慢结束。早、晚各1次，每次5分钟。

养生粥膳

胡萝卜小米粥

材料 胡萝卜150克，小米100克，水发枸杞子少许。

调料 盐、味精各适量，香油少许。

做法

1 将胡萝卜洗净，然后切成均匀的小粒，备用；小米淘洗干净，备用。

2 锅内加水适量，放入小米，大火烧沸，稍后改用小火熬粥。

3 待粥煮至八成熟时加入胡萝卜粒，再煮至粥熟，加入枸杞子、盐、味精、香油，搅匀即可。

粥膳汤饮小讲堂
胡萝卜含有大量胡萝卜素，这种胡萝卜素进入机体后在肝脏及小肠黏膜内经过酶的作用，可转化为维生素A，能滋养胃部。

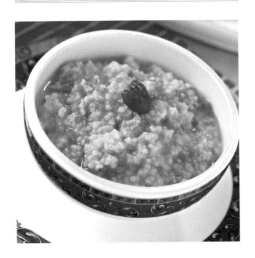

养生汤饮

鸡蛋海苔汤

材料 海苔50克，鸡蛋2个（约120克）。

调料 盐、鸡汤、香油各适量。

做法

1 将海苔洗净。

2 将鸡蛋打入碗中，搅匀备用。

3 向锅中加入鸡汤，加入适量的盐调味，放入海苔，煮开后淋上蛋液、香油，再略煮即可。

粥膳汤饮小讲堂
海苔具有清胃热、缓解疼痛的功效。但是，海苔性寒，脾胃虚寒以及容易腹胀的人不宜多吃。

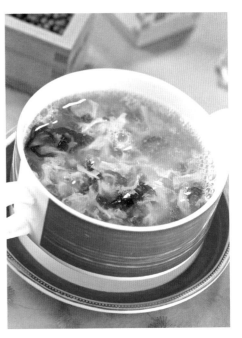

健胃蔬菜汤

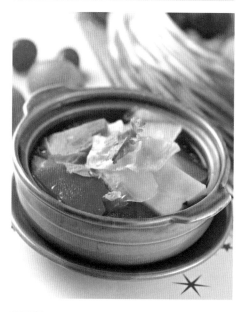

材料 圆白菜150克，土豆2个（约120克），胡萝卜1根（约200克），洋葱1个（约200克），香菜叶少许。

调料 盐适量。

做法

1 洋葱去皮，逐片剥下。

2 土豆与胡萝卜洗净，削皮切片；圆白菜洗净，切大块。

3 锅内加水3500毫升，再将除香菜叶外的所有材料放入其中。

4 大火烧开后用小火再煮20分钟，加盐调味，撒上香菜叶即可。

粥膳汤饮小讲堂

圆白菜能抵抗胃部溃疡、保护并修复胃黏膜组织。这款汤是胃病患者的营养汤膳。

香甜红枣南瓜汤

材料 南瓜500克，红枣8颗。

调料 红糖适量。

做法

1 将南瓜洗净，削去皮，切成大块；红枣洗净，去核。

2 锅置火上，加入适量清水，下南瓜块、红枣，大火煮开后，再用小火慢煮至南瓜熟，加红糖调味即可。

粥膳汤饮小讲堂

南瓜含有丰富的胡萝卜素，其果实、花、种子、叶子都有药效。胃隐隐作痛时，可煮南瓜浓汤，有助消化。南瓜花可煮汤，有降热、止下痢的作用。用红枣做汤时，宜去核，因为枣核性燥热。

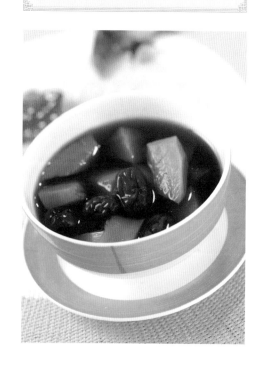

胃及十二指肠溃疡

胃及十二指肠溃疡是指在胃壁或十二指肠壁造成损伤或溃烂。胃溃疡疼痛多出现在饭后半小时至2小时，而十二指肠溃疡疼痛则多出现在饭后2~4小时。溃疡严重者可出现恶心、呕吐，甚至胃出血。若有出血征兆时，要马上就医。

主要症状

◎恶心、呕吐。◎空腹或夜间腹痛。
◎饭后2~3小时内，心窝处疼痛。
◎胃部有勒紧的不适感及胸口闷烧。
◎溃疡恶化出血时，大便会呈黑色。
◎胃出血时，可能会吐血。

经典对症养生食材

可用于胃及十二指肠溃疡的养生汤粥食材有牛奶、蜂蜜、土豆、南瓜、圆白菜、无花果、香蕉等。

蜂蜜

蜂蜜具有补中润燥、止痛解毒的功效。临床研究证明，以蜂蜜为主药，治疗胃及十二指肠溃疡可取得明显效果。

经典对症养生中药

白及

白及具有止血、抑菌的功效，对胃及十二指肠溃疡出血均有一定的辅助治疗作用。用白及制作的滋补汤粥不仅可以养胃生肌，还可以补肺止血。

居家对症调养方案

缓解胃及十二指肠溃疡的按摩操

◎先自然站直，双脚分开与肩同宽，双手自然下垂放于身体两侧，眼睛平视前方，自由呼吸。将左手手掌放在肚脐上来回按摩小腹，同时，右手手掌来回按摩后腰部位，一般按摩10次。

◎先自然站直，双脚分开与肩同宽，双手自然下垂放于身体两侧，眼睛平视前方，自由呼吸。将注意力集中在丹田穴位，舌顶上腭，然后将右手放在神阙部位固定，左手顺时针方向按摩丹田，范围可逐渐扩大，直至按摩整个腹部，一次按摩10次为宜。最后再换左手固定，右手逆时针方向从腹部外沿向里一圈圈按摩，一直按摩到丹田，按摩10次。

养生粥膳

粳米甜粥

材料 粳米100克，葱、姜各适量。

调料 白糖适量。

做法

1 粳米用清水反复淘洗干净；葱、姜洗净，分别切成葱花和姜末，备用。

2 炒锅置火上，倒入适量植物油，烧热后爆香葱花、姜末，放入粳米炒焦，然后加水适量，煮成粥。食用时可根据个人口味加白糖调味。

粥膳汤饮小讲堂

粳米是补充营养素的基础食材，能起到滋补强身的作用。用粳米制成的焦米具有养胃的功效，适用于脾虚、胃酸过多引起的慢性胃炎及胃溃疡。

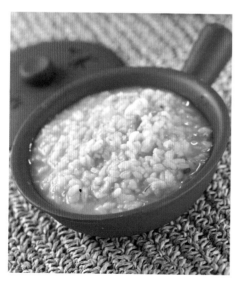

养生汤饮

百合蜂蜜汤

材料 百合100克，水发枸杞子少许。

调料 蜂蜜适量。

做法

1 将百合一片片剥下，撕去其内衣，用清水冲洗干净，稍微浸泡一会儿，备用。

2 百合放入锅中，再加入适量清水。

3 将百合煮至熟烂后熄火，过一会儿后再调入适量蜂蜜，出锅盛入碗中，撒上枸杞子即可。

粥膳汤饮小讲堂

蜂蜜具有滋阴养胃的作用，能够修复胃及肠道黏膜，促进溃疡面愈合。

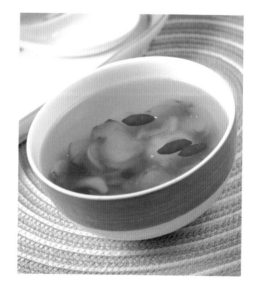

玉兰锅巴蘑菇汤

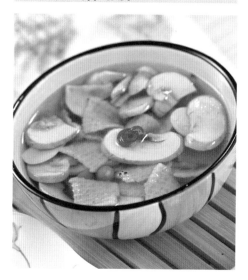

材料 蘑菇200克，锅巴100克，玉兰片50克，青豆20克，红椒丝适量。

调料 料酒、盐、鸡精、香油、清汤各适量。

做法

1 蘑菇用温水泡软，去掉硬根，洗净切片；锅巴切成菱形块；玉兰片洗净切片；青豆用温水泡软，煮熟备用。

2 锅内倒适量清汤，放蘑菇片、玉兰片、青豆、料酒、盐，大火烧开，改中火煮片刻，加鸡精，淋入香油关火。

3 油锅烧至七成热，放入锅巴，炸脆后捞出装入汤碗，将烧好的汤料浇上，撒上红椒丝即可。

粥膳汤饮小讲堂

常吃菌菇类食物可提高免疫力，对胃炎及胃溃疡也有一定的食疗作用。

果味银耳芙蓉汤

材料 银耳50克，橘瓣5瓣，鸡蛋3个（约180克），猕猴桃片、香蕉片各15克，水发枸杞子少许。

调料 水淀粉适量。

做法

1 将银耳用温水泡软洗净，撕小朵，上笼蒸熟；鸡蛋取蛋清。

2 锅置火上，放入银耳、清水，大火烧沸后，转小火焖至银耳酥烂，用水淀粉勾芡，再徐徐倒入蛋清，迅速搅匀，放入橘瓣、香蕉片、猕猴桃片，起锅倒入碗中，撒上枸杞子即成。

粥膳汤饮小讲堂

这款粥具有养胃健脾、补脑益智、清凉润肺的功效，非常适用于虚劳咳嗽、胃及十二指肠溃疡、大便干结等病症。

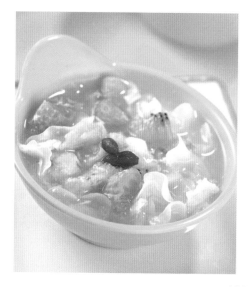

便秘

若粪便滞留肠内过久，水分被过量吸收而使粪便干硬，会导致排便困难。如排便次数少于平常且间隔超过48～72小时，称为便秘。造成便秘的原因很多，如肠道缺水导致粪便过于干燥而无法顺利排出、大肠蠕动速度降低导致排便动力不足等。

主要症状

◎大便秘结，排出困难。◎腰部胀满，酸痛。◎食欲不振。◎头晕、头痛。◎睡眠不佳。◎严重者可引起痔疮、便血、肛裂。

特效对症营养素

膳食纤维

只有摄取足量的膳食纤维，才能保证肠道中的粪便达到一定体积，刺激肠壁产生肠蠕动而排便。另外，膳食纤维还能刺激大肠分泌黏液，保持肠道滑润，有助于粪便通过，同时又保护肠黏膜不受损伤。

经典对症养生食材

有助于改善便秘的食材有红枣、葡萄、苹果、香蕉、梨、橘子、无花果、黄花菜、苦瓜、韭菜、芹菜、白萝卜、菠菜、竹笋、糙米、小麦、红薯、芝麻、核桃等。

魔芋

魔芋含有丰富的膳食纤维，但是，在食用的同时，也要均衡搭配谷类、蔬菜、海藻、菇类食品，以摄取充足的水分。

苹果

苹果尤其是果皮的部分含有水溶性膳食纤维——果胶，能让粪便柔软，保护肠壁。

居家对症调养方案

促进排便的小动作

◎转腰。两手叉腰，将腰腹部从直立位置向左、向前、向右、向后扭腰，即按顺时针方向平转。再按相反方向转动。反复进行5～10分钟。

◎收腹鼓腹。平时要形成吸气时鼓腹的习惯，因为气经脐孔时可进入胸腑，呼气时收腹，气由胸腹经脐孔而出，只要坚持一段时间，就会感觉腹部发热，肠鸣音增强，从而呼吸平顺，食欲增强，大便转为正常。

养生粥膳

香蕉冰糖粳米粥

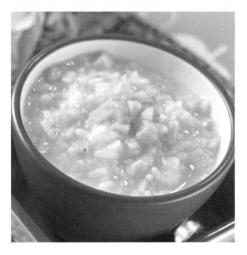

材料 香蕉2根（约300克），粳米100克。

调料 冰糖适量。

做法

1 将香蕉剥去外皮，撕掉筋，切成丁；粳米淘洗干净。

2 取锅放入清水、粳米，先用大火煮沸后再用小火熬煮，待粥将成时，加入香蕉丁、冰糖略煮即可。

粥膳汤饮小讲堂

成熟的香蕉中含有丰富的果胶，可帮助消化，润滑肠道，调整肠胃功能，起到保养肠胃、预防便秘的作用。另外，香蕉中还含有大量的钾，钾离子可强化肌力及肌肉耐力，能迅速补足身体流失的能量。

麦片蛋花甜味粥

材料 鸡蛋1个（约60克），燕麦片30克，水发枸杞子少许。

调料 白糖适量。

做法

1 将鸡蛋打散搅匀。

2 把燕麦片用清水浸泡一会儿，待其泡软后倒入锅中，用小火煮沸约5分钟左右。

3 再往锅中打入鸡蛋液，煮熟，加白糖调味，撒上枸杞子即成。

粥膳汤饮小讲堂

便秘易使毒素在体内大量堆积，并通过血管进入血液，引发多种问题。而燕麦片则有通便的作用，能预防便秘，促进毒素排出体外。

另外，适当食用白糖有助于提高机体对钙的吸收，但食用过多就会妨碍钙的吸收。

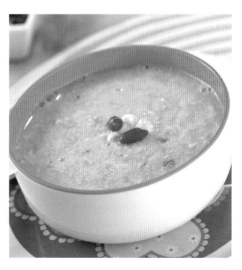

燕麦雪菜肉末粥

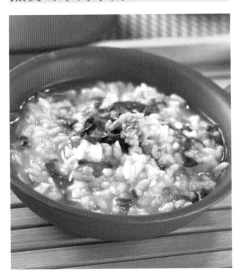

材料 粳米150克，燕麦30克，雪菜100克，猪肉末50克，葱花、姜末各少许。

调料 A.料酒、酱油、白糖各适量；B.盐、味精各适量。

做法

1 粳米、燕麦洗净浸泡；雪菜洗净切成段。

2 油锅烧热，下入猪肉末煸炒至变色，用葱花、姜末爆香，再加入调料A和雪菜段，翻炒入味即可出锅。

3 将粳米、燕麦放入锅中，加入适量清水，大火烧沸，转小火慢煮1小时，再下入炒好的雪菜肉末，搅拌均匀，加入调料B，熬至粥黏稠即可。

粥膳汤饮小讲堂

燕麦富含膳食纤维，可预防便秘。

养生汤饮

银耳桂花汤

材料 樱桃50克，银耳100克，桂花10克。

调料 冰糖50克。

做法

1 将银耳放入清水中浸泡至变软，去蒂，洗干净后切碎；樱桃、桂花洗净切好。

2 炖盅内放入银耳、樱桃，加入清水，用慢火炖1小时。

3 最后放入桂花，加入冰糖调味即可食用。

粥膳汤饮小讲堂

中医认为，银耳有滋阴补肾、润肺生津、滋润肠道等作用。适量饮用此汤可有效改善便秘。

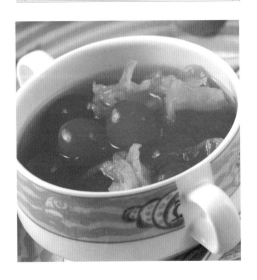

草菇猪小肠汤

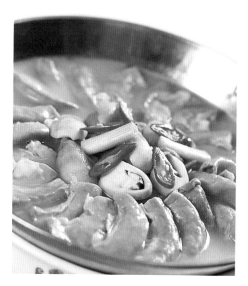

材料 猪小肠段300克，草菇100克，红椒圈、葱段各适量。

调料 高汤、盐、鸡精、胡椒粉、料酒各适量。

做法

1 将猪小肠清洗干净，放入沸水中汆烫，捞出洗净血沫，沥干；将草菇清洗干净，切成片。

2 锅内加高汤烧开，放入小肠段、草菇片、葱段煨至成熟，加盐、鸡精、胡椒粉、料酒调味，撒红椒圈即可。

粥膳汤饮小讲堂

适量食用猪小肠可以起到保健肠道的作用。猪小肠搭配草菇煲汤，可以滋润肠道，防止因肠道干燥引起便秘。

红薯大芥菜汤

材料 红薯200克，大芥菜150克。

调料 盐适量。

做法

1 将红薯清洗干净，不去皮，切块；将大芥菜清洗干净，将叶与叶柄用刀切开。

2 把红薯块放入锅内，加入适量的清水，水沸后放芥菜叶柄，煮熟红薯块后，再放芥菜叶，煮3分钟，加盐调味即可。

粥膳汤饮小讲堂

芥菜组织较粗硬，含有胡萝卜素和大量纤维素，有明目与宽肠通便的作用，是眼科患者的食疗佳品。芥菜还可预防便秘，尤其适合老年人及习惯性便秘者食用。

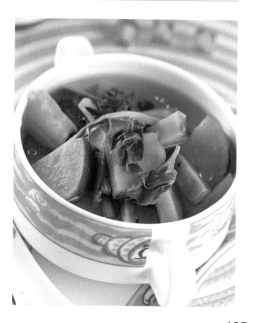

腹泻

腹泻分为急性腹泻和慢性腹泻。急性腹泻有较强的季节性，多发于夏秋两季。慢性腹泻是指反复发作或持续两个月以上的腹泻。腹泻可能是消化系统其他疾病引起的症状，如消化不良、肠炎、痢疾、肝病等。

主要症状

◎大便次数增多。◎粪便清稀或有水样便。◎便中有黏液。◎粪便带脓血。◎胃肠胀气。

特效对症营养素

维生素E

经常腹泻的人，肠道往往比较虚弱，一旦有病毒侵袭，就容易因感染而引发腹泻。维生素E有助于增强肠道的健康，增强其对抗细菌的能力，避免肠道因发炎而引起腹泻。因此便秘者可适量摄取维生素E。

经典对症养生食材

山药、莲子、薏米、红枣等食物具有较好的止泻功效。

山药

山药中含有丰富的黏液、维生素C、淀粉等成分，经常被用来安抚脾胃，具有涩肠的功效，可在一定程度上缓解腹泻。

薏米

薏米含有蛋白质、碳水化合物等营养成分，容易消化吸收，还能清热去湿，对于寒凉引起的腹泻有较好的缓解作用。

经典对症养生中药

马齿苋

马齿苋能消炎、解毒，还有化脓消肿的功能，可改善腹泻。慢性腹泻者常食马齿苋做的粥，能起到非常好的食疗效果。

居家对症调养方案

中药泡脚法

取白扁豆100克，葛根50克，车前草150克，加水适量，共煎煮20分钟，然后将药液倒入盆内，待药液转温时用来浸泡双脚。此方法可以有效缓解腹泻。

养生粥膳

红花生姜糯米粥

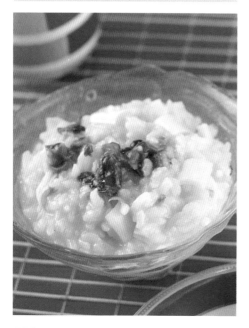

材料 糯米100克，净生姜10克，净葱白20克，红花6克。

做法

1 将生姜切细丝；红花洗净；葱白切成葱花；糯米淘洗干净。

2 将糯米、生姜丝、红花、葱花一同放入锅内，加适量清水，置大火上烧沸，小火煮35分钟即成。

粥膳汤饮小讲堂

糯米具有温胃健脾、益气止泻、生津止汗的作用。另外，慢性萎缩性胃炎和消化不良者食用糯米可促进胃液分泌，增加食欲，帮助消化。

红花山药粳米粥

材料 粳米100克，白萝卜50克，山药20克，红花、玫瑰花各6克，葱、姜各少许。

调料 白糖适量。

做法

1 将山药浸泡一夜，洗净去皮，切成3厘米见方的薄片；红花、玫瑰花分别洗净；白萝卜洗净去皮，切成3厘米见方的薄片。

2 粳米用水淘洗干净，除去杂质。

3 将粳米、白萝卜片、红花、玫瑰花、山药片一同放入锅内，加适量清水，大火烧沸后，加姜、葱、白糖，再用小火炖煮35分钟即可。

粥膳汤饮小讲堂

山药具有涩肠作用，十分适合腹泻患者食用。

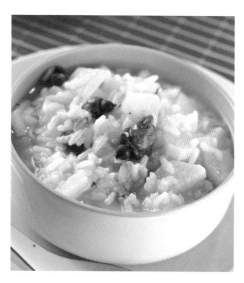

养生汤饮

薏米老鸭汤

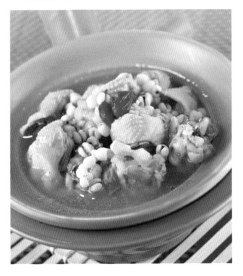

材料 薏米100克，老鸭肉块500克，葱段、姜片各适量，水发枸杞子少许。

调料 料酒、盐、味精各适量。

做法

1 薏米洗净；老鸭肉块放入沸水中汆烫后，用清水洗净。

2 油锅烧热，放入葱段、姜片稍煸炒，加入水、鸭肉块、薏米、料酒，烧沸后撇去浮沫，加盖炖2小时至鸭肉熟烂，加入盐、味精、枸杞子，拣去葱段、姜片即可。

粥膳汤饮小讲堂

薏米不但能利水消肿，还能缓解腹泻，与滋补的鸭肉搭配，不但可滋养人体，还能起到止泻作用。

桂圆山药汤

材料 桂圆干、红枣各50克，山药150克。

调料 冰糖适量。

做法

1 山药削去皮，清洗干净，切成大小均等的丁块。

2 红枣、桂圆干洗净，备用。

3 净锅置于灶上，锅中放入山药块、桂圆干、红枣，加适量清水，大火煮沸后，改用小火煮至材料熟软，加冰糖调味，盛起稍凉即可。

粥膳汤饮小讲堂

山药是常用的健脾胃、止腹泻的食物；桂圆干可安神定志，改善因贫血造成的心悸、心慌、失眠、健忘等症；红枣有补中益气、养血安神、缓和药性的功能。此汤具有排毒、止泻、补血的功效，既可提高记忆力和免疫力，又能补血养颜。

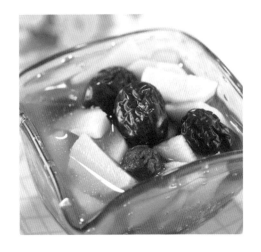

痔疮

痔疮本质上是曲张的直肠静脉。痔静脉位于直肠最下部和肛门区，其若出现水肿，会使痔静脉变薄，可引发痔疮。同时，排便也会刺激痔静脉，引起痔疮出血、瘙痒或疼痛。中医认为，痔疮是由饮食不节、慢性腹泻、长期便秘及久坐等因素造成的。

主要症状

◎肛门周围痛性肿胀或是肿块。◎肛门瘙痒。◎肛门黏膜脱出。◎大便带血。◎出血严重时会导致贫血。

经典对症养生食材

有助于改善痔疮的食材有蚌肉、田螺、无花果、香蕉、柿子、燕麦、糙米、冬瓜、丝瓜、萝卜、莴笋、黄瓜、大白菜等。

无花果

无花果含有丰富的水溶性膳食纤维，可以使粪便变得柔软。此外，无花果中的蛋白质也能分解酶，以此帮助排便。大便顺畅了，患痔疮的概率就大大降低了。

冬瓜

冬瓜含有蛋白质、糖类、胡萝卜素、维生素、膳食纤维和钙、磷、铁等多种营养成分，具有清热解毒、排宿便的功效。

居家对症调养方案

泡臀减痛

拿一盆温水（水温不烫手即可），水深刚好能浸没臀部为宜，浸泡10~15分钟。这种方法可以清洁肛部，缓和痔疮带来的疼痛，如果有条件，每天可以泡2~3次。

冰敷减痛

如果痔疮已经很严重了，冷敷也许能够缓解疼痛。用一个塑料袋装上一些冰块，再用毛巾把冰袋裹住，敷在患处10~15分钟即可。

涂抹凡士林

凡士林可有效缓解痔疮疼痛，这是因为凡士林可起到润滑的作用，减少摩擦，进而减轻疼痛。可直接用手指把常用的凡士林涂在肛门部。

威灵仙防风熏洗法

取威灵仙、防风各60克，加水共煎取汁，先熏后洗即可。每晚熏洗1次，长期坚持可有效缓解痔疮。

养生粥膳

墨鱼肉丁双汁粥

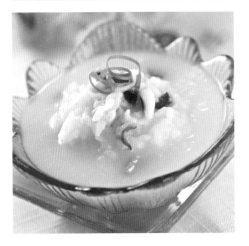

材料 干墨鱼200克，猪肉30克，大米500克，葱丝少许，姜汁15毫升，葱汁20毫升。

调料 盐、白胡椒粉各适量，味精少许。

做法

1 干墨鱼泡软，去皮、骨、眼，洗净，切成1厘米大的丁；猪肉洗净切丁；大米洗净。

2 锅内加水，下干墨鱼丁、猪肉丁、白胡椒粉、姜汁、葱汁，炖至五分熟。

3 下入大米、盐熬成粥，调入味精，撒上葱丝后即可食用。

粥膳汤饮小讲堂
　　墨鱼可养血、通经、补脾、益肾、滋阴，多用于月经不调、水肿、痔疮、脚气等病症。

乌鸡绿豆冬瓜粥

材料 乌鸡块60克，冬瓜30克，绿豆50克，糯米100克，陈皮5克，水发枸杞子少许。

调料 盐、白糖、味精、鸡汤各适量。

做法

1 冬瓜去皮，洗净，切小块；陈皮洗净，用水浸软后切丝；糯米、绿豆洗净后用水浸泡2小时；乌鸡块氽烫，取出后用温水冲洗。

2 锅置火上，放入鸡汤、糯米、绿豆、乌鸡块，大火煮开后转小火，熬煮2小时后，加盐、冬瓜块、陈皮丝后熬煮40分钟，撒上枸杞子略煮，加味精、白糖调味即可。

粥膳汤饮小讲堂
　　绿豆是排毒食物，并且有高膳食纤维、低脂肪的特点。常吃此粥可在一定程度上预防痔疮。

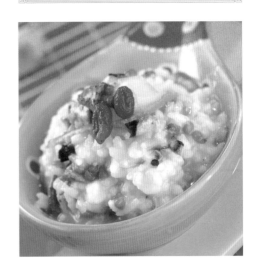

养生汤饮

吉庆粉丝汤

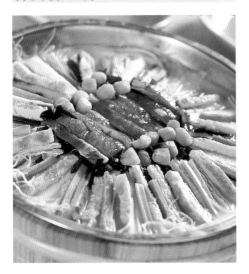

材料 黑木耳、叉烧鸡丁、粉丝、干贝、豆腐干、胡萝卜、青菜、冬瓜各适量。

调料 高汤、盐、鸡精各适量。

做法

1 将黑木耳用清水泡发，去除老根，撕小朵；豆腐干、胡萝卜、冬瓜分别处理干净，切成条；青菜处理干净，切成段。

2 锅内加入高汤，下入所有材料煮至成熟，加盐、鸡精调味即可。

枸杞子木耳莴笋汤

材料 莴笋400克，黑木耳、水发枸杞子、胡萝卜片各少许。

调料 盐、味精、清汤各适量。

做法

1 将莴笋削皮，洗净，切片；黑木耳泡发洗净，撕小朵。

2 将油锅烧热，加入清汤烧沸，再加入莴笋片、黑木耳、枸杞子、胡萝卜片烧沸，加入盐、味精调味，出锅盛盘即可。

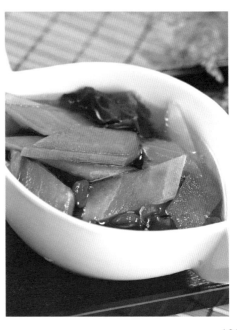

胆结石

胆结石是由胆汁内无机盐等杂质沉淀形成的小固态物，是结晶状物质，往往导致胆管的某一部分梗阻而引起疼痛。胆结石分为胆总管结石、胆囊结石和肝内胆管结石。结石进入胆总管后可能会出现黄疸、胆管炎和胰腺炎等并发症。

主要症状

◎严重、突发的右上腹疼痛。◎上腹闷胀、隐痛。◎嗳气。◎黄疸。◎发热与寒战。◎反复发作的消化不良。◎严重的恶心及呕吐。

经典对症养生食材

适合胆结石患者的食材有胡萝卜、南瓜、红薯、菠菜、甜菜、生姜、哈密瓜、芒果等。

生姜

生姜所含的大量姜酚能抑制前列腺素分泌过多，减少胆汁中黏蛋白含量，不至于因黏蛋白过多而与胆汁中钙离子和胆红素结合，从而预防胆囊结石的形成。

经典对症养生中药

金钱草

金钱草具有清热解毒、利湿退黄、排石止痛等功效。现代医学认为，金钱草有利胆排石、利尿排石、抑制血小板聚集、抗菌等作用。

香附

香附具有理气解郁、调经止痛的作用。对肝郁气滞，胸、胁、脘腹胀痛，消化不良，月经不调，乳房胀痛，胆结石等病症均有不错的疗效。

枳实

枳实有破气消积、化痰、排石等功效，主治积滞内停、泻痢后重、大便不通、胸痹、胸腹痞满胀痛等病症。

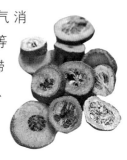

居家对症调养方案

敷贴法

大黄10克，乳香、白芥子、没药各4克，冰片1克，木香6克，上述诸药研成细末，用热醋调成糊状贴于胆囊压痛处。

养生粥膳

羊肉生姜大米粥

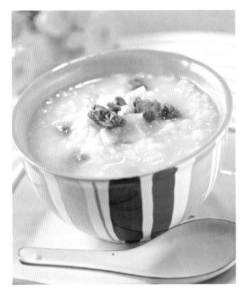

材料 羊肉、大米各100克，生姜20克。

调料 料酒、盐各适量。

做法

1 生姜洗净，切片；羊肉洗净，放入沸水中汆烫去血水，切成2厘米见方的块；大米淘洗干净。

2 大米、生姜片、料酒、羊肉块同放锅内，加水适量，置大火上烧沸，再用小火煮成粥，加入盐搅匀即可。

粥膳汤饮小讲堂

生姜具有利胆的功效，可预防胆囊结石。常吃这款羊肉生姜大米粥可预防结石生成，胆结石患者可适量食用。

养生汤饮

鳕鱼薯块汤

材料 鳕鱼肉200克，红薯200克，洋葱1个（约150克），香菜少许。

调料 黄油、盐各适量，味精、胡椒粉各少许，猪骨高汤适量。

做法

1 鳕鱼肉洗净，切块，备用；洋葱去皮，洗净，切块，备用；香菜洗净取叶；红薯洗净，去皮，切块，备用。

2 锅中加黄油化开，加入洋葱块煸炒，倒入猪骨高汤，放入鳕鱼块、红薯块及其他所有调料，以小火煮至红薯、鱼肉熟软时，加入盐、味精、胡椒粉，撒入香菜叶即可。

粥膳汤饮小讲堂

此汤营养丰富，脂肪含量低，适合胆结石患者补充营养之用。但红薯不能多吃，否则吃后难以消化，还会出现腹胀、烧心、打嗝、反酸、排气等不适感。

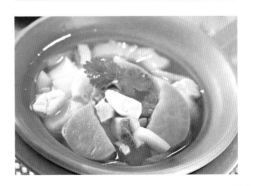

胆囊炎

胆囊炎分为急性胆囊炎和慢性胆囊炎两种。急性胆囊炎是胆汁淤滞、黏膜损伤和细菌感染引起的急性炎症。慢性胆囊炎多是急性胆囊炎的后遗症。患者在一次急性胆囊炎发作之后，几乎不可避免地发展成为慢性胆囊炎。

主要症状

◎可能经常有右上腹部隐痛、腹胀、嗳气、恶心和厌食油腻食物等消化不良症状。◎有的患者则感到右肩胛下、右肋或右腰等部位隐痛，在站立、运动及冷水浴后感觉更为明显。◎患者右上腹肋缘下有轻度压痛感或压之有不适感。

经典对症养生食材

适合胆囊炎患者的食物主要有玉米、胡萝卜、萝卜、西红柿、茭白、芹菜、洋葱、菠菜、茼蒿、冬瓜、生姜、香菇、平菇、蚌肉、海蜇、苹果、山楂、西瓜、梨、金橘等。

苹果

苹果十分适合胆囊炎患者食用，在饭前吃一个苹果对胆囊炎有很好的辅助食疗作用。

经典对症养生中药

玉米须、芦根、鱼腥草、决明子、荷叶、金银花、蒲公英等药物对胆囊炎都有一定的辅助疗效，胆囊炎患者可酌情服用。

蒲公英

蒲公英含有蒲公英甾醇、蒲公英素、蒲公英苦素及树脂等，具有抗病原微生物、提高免疫功能、利胆及保肝等作用，适用于胆囊炎患者。

居家对症调养方案

改善慢性胆囊炎的按摩操

◎被按摩者呈仰卧位，按摩者沿肋弓，用掌根自上而下推拿50次。

◎取正坐位，双手臂在胸前交叉，用对侧手掌用力拍打肩背各30次。

◎按摩者将双手重叠，垂直按压被按摩者的脊柱，自上而下反复按压5次。

◎被按摩者取俯卧位，按摩者用掌根按揉被按摩者的后背疼痛部位，反复10分钟。

◎被按摩者呈左侧卧位，左腿伸直，右腿屈曲，按摩者用双手提、拿、捏被按摩者的右侧肋部10次，尤其是疼痛部位，提、拿、捏时用力要稍重。

养生粥膳

芹菜牛肉粥

材料 芹菜60克，净牛肉70克，大米50克，姜末适量。

调料 盐、料酒各适量。

做法

1 芹菜洗净，切末；牛肉切小丁；大米淘净。

2 油锅烧热，爆香姜末，注入适量清水，倒入大米，煮沸后改小火熬至将熟时加入牛肉丁、芹菜末，调入调料稍煮片刻即可。

粥膳汤饮小讲堂

此粥清淡爽口，降血，祛风，具有清热、凉血、补虚、消炎的作用，适用于胆囊炎患者。

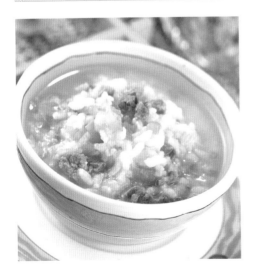

养生汤饮

树椒荸荠芋头汤

材料 芋头300克，荸荠150克，树椒块少许。

调料 盐、高汤、鸡精、黄油各适量，花椒粒少许。

做法

1 将芋头洗净，去皮，切薄片；荸荠洗净，切片备用。

2 锅置火上，加黄油烧热，下入树椒块、花椒粒、芋头片、荸荠片炒至断生，倒入适量高汤煮沸。

3 加盐、鸡精调味即可。

粥膳汤饮小讲堂

此汤具有健脾胃、补肝肾、消炎的功效，可调节酸碱平衡，适用于胆囊炎患者。

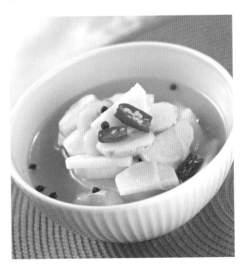

玉米浓汤

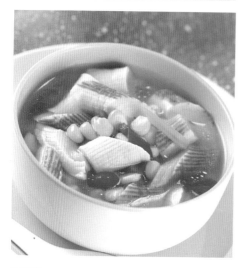

材料 蟹棒150克，甜玉米100克，芹菜50克，红辣椒块少许。

调料 盐、奶油高汤各适量。

做法

1 蟹棒解冻后切段。

2 甜玉米控净水分；芹菜择去不新鲜的部分，洗干净，切成小段备用。

3 锅置火上，烧热，倒入奶油高汤，煮沸后，加入所有材料，以大火煮沸后，调至中火煮10分钟，加入盐即可食用。

粥膳汤饮小讲堂

玉米具有利尿、利胆、止血、降压等功效，对改善食欲不振、肝炎、水肿、尿道感染、胆囊炎等有一定的作用。这道玉米浓汤具有清热活血、理胃消食、美容作用，非常适合患胆道疾病者食用。

香梨老鸭汤

材料 老鸭1只（约2500克），香梨1个（约100克），银耳20克，水发枸杞子少许，生姜5片。

调料 盐、味精各适量。

做法

1 老鸭洗净，剁去头脚，切块；香梨洗净，去皮切块；银耳泡发洗净，撕成小朵。

2 锅中加水烧沸，下鸭块汆烫去血水，捞出备用。

3 将鸭块、香梨块、姜片、银耳一同装入汤煲内，加适量清水，中火煲40分钟后调入调料，撒上枸杞子即可。

粥膳汤饮小讲堂

老鸭除有滋阴清补作用外，还能平胃消食，散水气，解热毒，疗风疾。此汤非常适合胆囊炎患者食用。

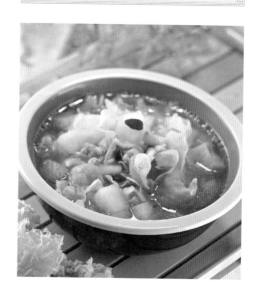

口腔溃疡

口腔溃疡又称口疮，是一种反复发作的慢性口腔黏膜病，多发于青壮年，女性多于男性，一般10天左右可痊愈。本病可迁延数年或数十年不愈。该病与机体抵抗力下降、情绪失调、过度疲劳、内分泌紊乱、真菌感染及营养缺乏有关，多为病毒感染所致。

主要症状

◎患处黏膜呈凹陷状态。◎外形规则，呈圆形或椭圆形。◎边界分明，与周围正常黏膜"泾渭分明"。

经典对症养生食材

适合口腔溃疡患者的食材有圆白菜、西红柿、白萝卜、苦瓜、白菜、西瓜、绿豆、黑木耳、银耳、红茶等。

西瓜

西瓜堪称"瓜中之王"，含有大量葡萄糖、苹果酸及丰富的维生素C等营养物质。经常吃西瓜可预防口腔溃疡。

苦瓜

苦瓜中的苦瓜蛋白有修复肌肤细胞的作用，能帮助早日祛除口腔溃疡的疼痛。另外，口腔溃疡患者往往体内火大，而苦瓜性寒，能清心去火，因此口腔溃疡患者可多吃苦瓜。

经典对症养生中药

黄连

黄连以清热解毒著称，其中所含的小檗碱有清热的功能，是治疗口腔溃疡的理想药材。但由于黄连属性寒凉，因此体质偏寒者及产后血虚者不宜使用黄连。

居家对症调养方案

改善口腔溃疡的敷贴法

◎将1个生鸡蛋磕开，把鸡蛋液倒在碗里，随即轻轻撕下鸡蛋壳里面的薄膜，撕的块越大越好，然后，把此薄膜贴在口腔溃疡处。一般情况下，敷贴至2~3次后，溃疡面就能愈合。如果不小心把膜随唾沫咽掉了，还可以再换1次。

◎用消毒棉签蘸浓茶涂擦患处，每日3次。

养生粥膳

圆白菜虾仁姜丝粥

材料 圆白菜250克，粳米100克，虾仁少许，姜丝适量。

调料 盐、味精各少许。

做法

1 圆白菜去根，择去老皮，冲洗干净，切成细丝；粳米淘洗干净。

2 油锅烧热，下入圆白菜丝、虾仁、姜丝煸炒，加入味精、盐，颠翻几下，起锅装入碗内。

3 将锅清洗干净，放入适量清水，下粳米，先用大火煮沸后再改用小火煮至粥成，加入炒圆白菜丝搅匀即成。

粥膳汤饮小讲堂

此粥中含有大量的维生素C、维生素E、胡萝卜素、纤维素以及微量元素，具有补益脾肾、行气和胃的作用，经常食用可改善口腔溃疡症状。

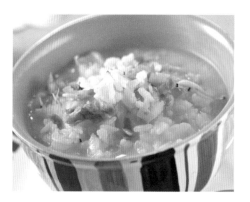

养生汤饮

西红柿翅根汤

材料 鸡翅根200克，西红柿3个（约500克），芹菜末、葱花、姜丝各少许。

调料 盐、料酒各适量，大料1粒，高汤适量。

做法

1 鸡翅根洗净抹干。

2 西红柿洗净，放入沸水中汆烫去皮，去蒂，切块。

3 将油锅烧热，下入芹菜末、姜丝、鸡翅根、西红柿块翻炒，烹入料酒，倒入高汤，加大料煮至入味后，拣出大料，加盐调味，撒入葱花即可。

粥膳汤饮小讲堂

此汤富含维生素C等营养成分，口腔溃疡患者饮后可促进表皮愈合，帮助溃疡面痊愈。

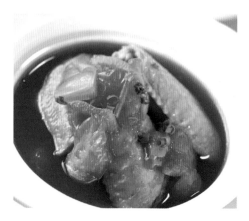

感冒

感冒也称为上呼吸道感染，是由病毒引起的一种呼吸道常见病。中医认为，感冒是由风邪侵袭人体而引起的外感病。感冒分为风寒型感冒、风热型感冒、暑湿型感冒等类型。

主要症状

◎打喷嚏。◎鼻塞、流鼻涕。◎喉咙痛痒。◎咳嗽。◎发冷或发热。◎关节酸痛。◎全身不适。

特效对症营养素

维生素C

维生素C是一种抗氧化剂，有助于维护气管与支气管上皮细胞的完整性。维生素C一旦摄取不足，支气管与气管对病毒的抵御能力就会下降。只有人体内的维生素C充足，才能防止病毒释放出对人体有害的毒素，使身体免受病毒侵袭，预防感冒。

维生素A、维生素E

维生素A、维生素E能提高机体抵抗力，有效预防呼吸道感染。

经典对症养生食材

蒜、葱、姜、西红柿、白菜、白萝卜、胡萝卜、西蓝花、黄瓜、苦瓜、南瓜、菠萝、西柚、柠檬、苹果、猕猴桃、鸡肉、牛肉、羊肉、芝麻、黄豆等食物都含有丰富的营养成分，能提高人体抵抗力，预防感冒。

葱

葱所含的硫化物具有很强的刺激性香味，能促进消化液分泌，还有暖身功效。

香菇

香菇可改善食欲减退、少气乏力等症状，对于感冒初期发烧、咳嗽等症状有很好的作用。

姜

姜的辣味和香味具有很强的发汗及解热作用，还能够暖身，调节肠胃，对于痰多咳嗽、咽喉痛等也有疗效。因此，在感冒初期可喝姜汤。

白萝卜

白萝卜具有促进食物消化吸收的作用，其汁能够消炎、降温，因此能够缓解感冒带来的顽固性鼻塞症状，对头痛、发烧、头晕等症也有辅助疗效。

养生粥膳

甜味玉米粳米粥

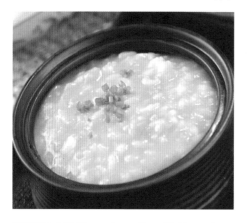

材料 玉米粉80克，葱、姜共10克，粳米100克。

调料 白糖适量。

做法

1 将粳米用清水淘洗干净，除去杂质后放入锅内；玉米粉放入大碗中，加冷水溶和调稀，倒入粳米锅内，再加适量水。

2 将葱、姜分别洗净，葱切花，姜切末，备用。

3 将盛有粳米和玉米粉的锅置大火上熬煮，边煮边搅动，防止煳锅，至快熟时加姜末、葱花、白糖调味即成。

粥膳汤饮小讲堂

此粥具有益肺宁心、调中和胃、驱寒的功效，对风寒感冒有不错的食疗作用。

养生汤饮

土豆牛肉汤

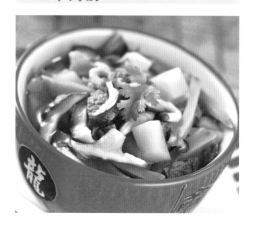

材料 牛肉150克，香菇3朵，榨菜粒50克，土豆200克，香菜叶少许。

调料 盐适量，味精、酱油、黄油、高汤、月桂叶各适量。

做法

1 牛肉洗净，切粒；香菇去蒂，洗净，切细条，备用；土豆洗净，去皮，切块。

2 榨菜汆烫后捞出备用。

3 锅置火上烧化黄油，下入牛肉粒、香菇条、榨菜粒、酱油翻炒片刻，再下入土豆块炒至上色后，倒入高汤，加入盐、味精、月桂叶煮至入味，拣出月桂叶离火，撒上香菜叶即可。

粥膳汤饮小讲堂

牛肉、香菇均可为人体提供丰富的营养成分，增强人体的免疫力。

麻辣萝卜干汤

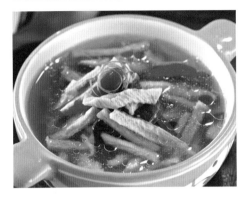

材料 萝卜干150克，香菇3朵，树椒段、大葱各适量。

调料 辣酱、盐、麻辣汁、鸡精、高汤各适量。

做法

1 萝卜干用清水浸透，控水备用；香菇择去菇柄，洗净，切块。

2 葱洗净，将一部分切细丝，剩余部分切段，备用。

3 油锅烧热，下入葱段、香菇块、树椒段翻炒，倒入适量高汤，煮至香菇熟透，下入萝卜干，加入剩余调料调味，煮15分钟左右，撒上葱丝即可。

粥膳汤饮小讲堂

　　大葱和树椒可暖身活血，对于风寒感冒有很好的缓解作用。稍加些胡椒粉可使发汗效果更加显著。但如果是风热感冒或暑湿感冒，就要忌食辛辣食物，否则会使症状加重。萝卜含有能诱导人体自身产生干扰素的多种微量元素，可增强机体免疫力。

苹果萝卜牛肉汤

材料 牛肉400克，白萝卜200克，鲜豌豆100克，苹果3个（约500克），葱、姜、香菜叶各适量。

调料 盐、味精、胡椒粉、香油各适量。

做法

1 将苹果洗干净，除去内核，切成片；将萝卜洗净，去皮，切成块；鲜豌豆洗干净。

2 牛肉洗净，切块，放入开水中汆烫，除去血沫，备用。

3 锅置火上，烧热以后放入适量植物油，炒葱、姜，将牛肉块、苹果片、白萝卜块、鲜豌豆一起放入，加适量清水，再加盐、味精、胡椒粉调味。

4 煲至牛肉熟烂，放入香菜叶，淋入香油，出锅盛碗即可。

粥膳汤饮小讲堂

　　牛肉可提供充足的蛋白质，胆固醇含量也较低。常饮此汤可增强体质，预防感冒。

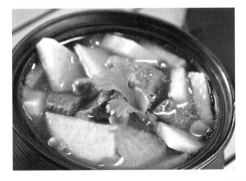

鼻炎

鼻炎分为急性鼻炎、慢性鼻炎、萎缩性鼻炎和变应性鼻炎4种类型。急性鼻炎多由病毒感染引起。慢性鼻炎是急性鼻炎反复发作或治疗不当所致。萎缩性鼻炎是一种鼻腔黏膜、骨膜和骨质发生萎缩且发展缓慢的疾病。变应性鼻炎即过敏性鼻炎，可引起多种并发症。

主要症状

◎急性鼻炎：全身不适；鼻腔软腭上方干燥痛或灼热痛；体温升至38℃或更高，有鼻塞、打喷嚏、流泪和大量清水样涕；嗅觉减退；继发感染时可流脓涕。◎慢性鼻炎：交替、间歇或持续鼻塞流涕；并发鼻窦炎时鼻涕量增多；嗅觉减退；长期鼻塞，张口呼吸。
◎萎缩性鼻炎：鼻腔、鼻咽部干燥；鼻塞；分泌物黏稠，恶臭，有脓痂形成；头痛，头晕，耳鸣；嗅觉减退或完全消失，易出血。◎变应性鼻炎：典型症状为阵发性打喷嚏、清水样涕、鼻痒和鼻塞；可伴有眼部症状，包括眼痒、流泪、眼红和灼热感等。

特效对症营养素

维生素A

维生素A可使鼻腔黏膜细胞分泌功能增强，有效对抗细菌与各种侵入的灰尘，使鼻腔避免发生过敏与发炎现象。

维生素C

慢性鼻炎患者常会伴头痛及头脑不清醒等，维生素C能使脑部充满氧气与活力，有效减轻脑部压力。

经典对症养生食材

适合鼻炎患者的食材有谷类食物、牛奶、土豆、豌豆、丝瓜、香椿、黄花菜、海参等。

谷类

慢性鼻炎患者大多有缺乏营养的倾向，谷类食物能为人体提供全面的营养，增强患者体力。

经典对症养生中药

苍耳子

苍耳子有通鼻窍的功效，可用于鼻渊流涕、风疹头痛等症。

居家对症调养方案

缓解鼻炎的滴鼻法

先将鸡蛋洗净，取蛋黄，然后再取少许冰片与蛋黄一起搅匀，最后用此药汁进行滴鼻。每日1~2次，每次1~2滴。

养生粥膳

鲜奶藕粉甜味粥

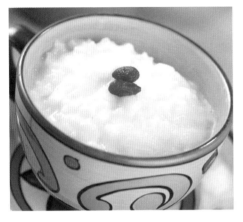

材料 藕粉适量，鲜牛奶200毫升，粳米100克，水发枸杞子少许。

调料 白糖、高汤各适量。

做法

1 将粳米洗净，放入清水中浸泡30分钟，备用。

2 糯米捞出，控净水分，放入锅中，加入高汤煮沸，转小火煮约1小时至米粒软烂黏稠。

3 把牛奶加入煮好的粥中，调入藕粉、白糖，撒上枸杞子即可。

粥膳汤饮小讲堂

藕粉有养胃滋阴、健脾、益气、养血的功效，是一种很好的食补佳品；牛奶含有丰富的蛋白质和钙。这款粥对脾胃虚弱及鼻炎患者有不错的改善作用。

海参大米粥

材料 海参20克，大米100克，姜末少许。

调料 料酒、香油各少许，盐、味精各适量。

做法

1 将海参用温水泡发，洗干净，切成丁，备用。

2 将大米淘洗干净，放入砂锅中，加入适量清水，以大火煮沸后，再放入海参丁、料酒，改用小火煨煮成粥。

3 最后调入姜末、盐、味精、香油即可食用。

粥膳汤饮小讲堂

海参的营养价值非常高，其中精氨酸含量最为丰富，是合成人体胶原蛋白的主要原料，可促进机体细胞的再生和机体受损后的修复，还可以提高人体的免疫力，起到一定的消炎作用。鼻炎患者可适量食用。

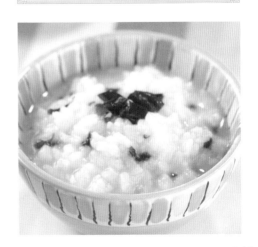

养生汤饮

猪肝豌豆汤

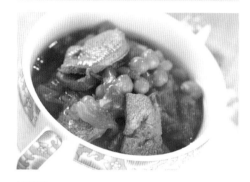

材料 西红柿3个（约500克），猪肝300克，净鲜豌豆20克，姜片适量。

调料 清汤、料酒、淀粉、酱油、盐、鸡精、香油各适量。

做法

1 将猪肝洗净，切成片，拌入料酒、淀粉、酱油腌渍；西红柿洗净，剥皮，切成四块；将鲜豌豆煮熟过凉，沥干备用。

2 砂锅内放入适量清汤，大火烧开后放入西红柿块、鲜豌豆、姜片，煮开后转小火煲10分钟后放入猪肝片打散，待猪肝变色后放入适量的盐和鸡精，淋入香油即可。

粥膳汤饮小讲堂

猪肝中含有能够直接被人体利用的维生素A，西红柿和豌豆中含有多种营养物质。此汤可有效改善慢性鼻炎患者的体质，增强免疫力。

双丝黄花汤

材料 干黄花菜50克，干香菇3朵，鲜冬笋50克，蒜末适量。

调料 鸡汤、生抽、水淀粉、料酒、盐、白糖、鸡粉、香油各适量。

做法

1 将干香菇用水泡发，洗净，挤干水，切成细丝；干黄花菜用清水泡软，洗净，拣去老梗，沥干水；将冬笋洗净，切成细丝，备用。

2 锅内放油烧热，放入蒜末爆香，加入香菇丝、冬笋丝、黄花菜翻炒2分钟。

3 加入生抽、料酒、白糖、盐、鸡粉和适量鸡汤翻匀煮沸。

4 加入少许水淀粉勾芡，淋上香油，出锅盛碗即可。

粥膳汤饮小讲堂

黄花菜有一定的消炎作用，适用于慢性鼻炎，但胃肠不和、痰多、哮喘患者不宜食用。

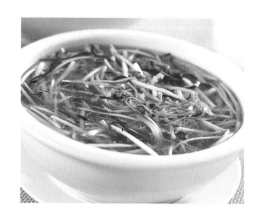

咳嗽

咳嗽是呼吸系统疾病最常见的一种症状。现代医学认为，当异物、刺激性气体、呼吸道内分泌物等刺激呼吸道黏膜时，就容易引起咳嗽。中医将咳嗽分为外感咳嗽和内伤咳嗽。咳嗽是对人体气管的一种保护性措施，但咳嗽严重时，一定要及时治疗。

主要症状

◎急性咽喉炎、支气管炎的初期，常会出现干咳的症状，即咳嗽无痰或痰量很少。◎支气管内有异物时，常出现骤然发生的咳嗽。◎患慢性支气管炎、肺结核时，可出现长期慢性咳嗽的症状。

经典对症养生食材

咳嗽时可用下列食材制作汤粥加以调养：百合、黄豆、豆制品、白萝卜、芹菜、白菜、菠菜、葱白、山药、荸荠、雪梨、柿子、樱桃、动物内脏、蛋黄、牛奶等。

芹菜

芹菜的特殊气味和成分不仅具有放松喉咙肌肉的功效，还可以抗氧化，适用于咳嗽、痰多等症。

白萝卜

白萝卜不仅具有抗菌及帮助消化的作用，而且具有止咳、平喘、消炎的作用。白萝卜不仅可以改善咳嗽，还可以有效地缓解因咳嗽所引起的各种炎症。

经典对症养生中药

莱菔子

莱菔子其实就是萝卜的种子，归脾经、胃经和肺经，能升能降，具有降气化痰、止咳平喘的功效，主治下痢后重、咳嗽痰多、喘促胸满等症。

居家对症调养方案

缓解咳嗽的小动作

◎咽喉运动法。紧闭嘴巴，将舌头在口内平行往前伸展，且脖子两边淋巴结鼓起，此动作有助于强化气管与肺部，能有效改善肺病及咽喉炎等问题。

◎绕舌头法。用舌尖沿着上下排牙齿的外侧绕圈。

养生粥膳

蔗浆粳米粥

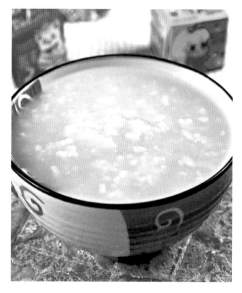

材料 甘蔗适量，粳米100克。

调料 高汤适量。

做法

1 将甘蔗洗净后，去皮，榨取蔗浆汁，备用。

2 粳米淘洗干净后加入清水浸泡30分钟，捞出备用。

3 锅中加入高汤、粳米用大火煮沸，转小火煮至米粒软烂黏稠，倒入甘蔗浆汁，加少许水，置大火上烧沸，再用小火熬煮至熟即成。

粥膳汤饮小讲堂
此粥具有润燥、止咳的养生功效，适用于虚热咳嗽、烦热口渴等症。

杏仁梨糖粥

材料 粳米100克，杏仁10克，梨1个（约150克），水发枸杞子少许。

调料 冰糖15克。

做法

1 将杏仁去皮，去尖；梨洗净，去皮，去核，切成块，备用；粳米淘洗干净，备用；冰糖打碎成屑，备用。

2 将粳米、杏仁、梨块放入锅内，加适量清水，置大火上烧沸，然后改用小火煮。

3 40分钟以后，放入冰糖屑，搅匀，撒上枸杞子即可食用。

粥膳汤饮小讲堂
梨能生津润燥、清热化痰，对热病伤津、热咳烦渴、便秘等病症有一定的作用，并可帮助消化，止咳化痰，滋阴润肺，解疮毒，解酒毒等；杏仁是治疗咳嗽的常用食材。此粥不仅具有润肺止咳的功效，而且可以利尿，通便，解毒，适合肺心病咳嗽患者及咽喉不适、便秘患者食用。

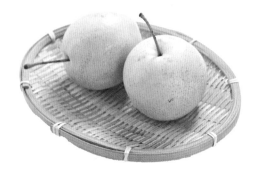

养生汤饮

扇贝蕨菜瘦肉汤

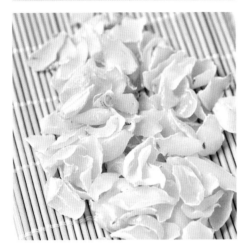

材料 猪瘦肉200克，净百合50克，速冻扇贝肉400克，蟹味菇100克，蕨菜150克。

调料 盐适量。

做法

1 将扇贝肉放在凉水中浸泡解冻；蟹味菇去蒂洗净；蕨菜洗净切段。

2 将猪瘦肉洗净，切块，放入沸水锅中汆烫透，捞出冲凉。

3 将适量清水烧沸，下入猪瘦肉块大火煮20分钟后，下入扇贝肉、蟹味菇、百合、蕨菜段，煲30分钟，加入盐调味即可。

粥膳汤饮小讲堂
此汤将百合与其他营养食材搭配烹调，润肺止咳效果较佳。

咸蛋猪肉汤

材料 猪肉200克，陈皮块20克，熟咸鸭蛋1个（约100克），香菜段、蒜、姜片各少许。

调料 料酒、盐、酱油、胡椒粉各适量。

做法

1 将猪肉洗干净，剔除筋膜，斜切成大块；熟咸鸭蛋剥皮，切成橘瓣形，备用。

2 将猪肉块放入沸水中汆烫，去血污后捞出备用。

3 将油锅烧热，下入蒜、姜片、料酒、酱油、猪肉块、陈皮块，炒至上色，倒入适量清水烧沸，下入鸭蛋瓣、香菜段，小火煮熟，加盐、胡椒粉调味，出锅盛碗即可。

粥膳汤饮小讲堂
陈皮具有理气健脾、燥湿化痰的功效，对痰多咳嗽有比较明显的食疗效果。

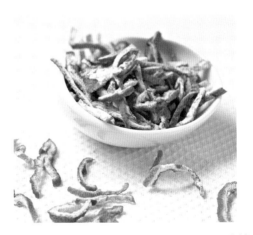

哮喘

哮喘，全名是支气管哮喘，是一种慢性反复发作的呼吸道疾病，可发生在任何年龄、任何人群。哮喘发病多是在遗传的基础上受到过敏、感染、过度劳累等因素的影响。常见的哮喘有以下几种：支气管哮喘、喘息性支气管炎、心源性哮喘等。

主要症状

◎支气管哮喘：气急，哮鸣，咳嗽，呼吸困难，多痰，严重时口唇和指甲发紫。◎喘息性支气管炎：长期咳嗽，咳痰，明显的喘息。◎心源性哮喘：夜间发作，睡熟后呼吸困难，被迫喘气，咳嗽，咳粉红色泡沫样痰。

经典对症养生食材

适合哮喘患者的食材有梨、香蕉、红枣、枇杷、白萝卜、丝瓜、山药、洋葱等。

红枣

红枣含有蛋白质、脂肪、糖类、有机酸、维生素A、维生素C等多种丰富的营养成分，具有补中益气、养血安神的功效。红枣对于过敏性哮喘有很好的改善作用。

洋葱

洋葱含有一种天然硫化物，能够有效抑制支气管肌肉痉挛；洋葱中的类黄酮也有助于松弛支气管肌肉，可有效避免哮喘的发生。

居家对症调养方案

缓解哮喘的小动作

◎推墙缓解哮喘法。首先找一个地面平坦、宽敞的屋子。自然站立在墙壁前面，双脚分开与肩同宽，身体距墙壁的距离为30～40厘米，然后双脚十趾蹬地，双掌与肩平或略高于肩按在墙上，同时要用身体前倾之力把双臂压弯。这样坚持3分钟，同时意守膻中穴。

◎缩唇呼吸法。先用鼻子深吸气，再从收成圆筒状的口唇间缓慢呼气。呼吸动作力求柔和舒适。时间长短可随意，但初练时宜短，然后再根据习惯和体力调整呼吸深度和频率，逐渐增加。

◎搓擦足心法。用手掌面搓擦足心，反复20次，至局部感觉温热为宜。

养生粥膳

贡梨粥

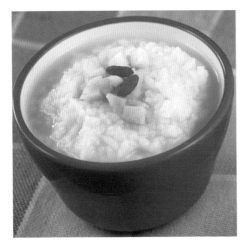

材料 贡梨1个（约100克），枸杞子15克，大米50克。

调料 白糖少许。

做法

1 贡梨洗净，去皮，切丁；大米淘洗干净；枸杞子洗净泡发。

2 锅中加清水烧开，放入已经淘洗干净的大米、枸杞子，用大火煮开。

3 转用小火煲至米粒软烂，加入贡梨丁再煮5分钟。

4 待粥煮好，调入白糖即可。

粥膳汤饮小讲堂

贡梨可润肺止咳，滋阴清热，但其性寒，所以体质虚寒、寒咳者不宜生吃，但用来煮粥就可以减轻其寒性。

银鱼萝卜糯米粥

材料 银鱼干20克，白萝卜、糯米各100克，生姜3片，蒜5瓣，葱段6克。

调料 红辣椒、盐、味精各适量，料酒、蚝油、香油各少许。

做法

1 将银鱼干浸泡洗净；将白萝卜洗净，去皮，切成细丝；将糯米淘洗干净，备用。

2 油锅烧热，投入生姜片、蒜瓣、红辣椒、葱段煸香，放入银鱼，加适量水，倒入糯米、白萝卜丝。

3 煮沸后改小火熬煮至熟，调入盐、料酒、蚝油，煮沸，调入味精，淋入香油即可。

粥膳汤饮小讲堂

白萝卜具有止咳平喘的作用，经常食用此粥不但可以有效地缓解哮喘症状，还可以起到减肥瘦身的作用。

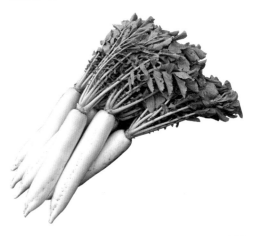

养生汤饮

鲫鱼川贝汤

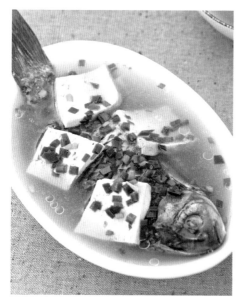

材料 活鲫鱼200克,川贝10克,豆腐块适量,生姜、韭菜末各少许。

调料 胡椒粒、盐各适量。

做法

1 将活鲫鱼宰杀后,去掉鳞及内脏,洗净,鱼腹内放入川贝、胡椒粒、生姜,封口。

2 将鱼放入锅内,加清水适量,中火煮熟,放入豆腐块,加盐调味,开封去渣,撒上韭菜末即可。

萝卜天冬瘦肉汤

材料 萝卜350克,猪瘦肉180克,天冬18克,葱适量,红椒圈少许。

调料 胡椒粉、盐、鸡汤、味精各适量。

做法

1 天冬洗净,切薄片,用约80毫升水以中火煎至约40毫升时,用纱布过滤,留药汁;猪瘦肉洗净,切薄片。

2 将葱洗净,切花;将萝卜洗净,切丝。

3 锅内倒入一大碗鸡汤,投入猪瘦肉片,用中火加热至开时,倒入天冬汁、萝卜丝,盖上锅盖煮开,加盐,改用小火煮至肉片烂时,撒上葱花、胡椒粉、味精、红椒圈即成。

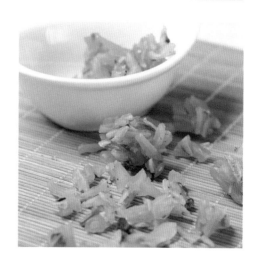

骨质疏松

骨质疏松是一种中老年常见疾病，指骨密度退行性下降，从而使骨变得脆弱易折。随着年龄的增长，骨质疏松的发病率呈上升趋势。骨质疏松是全身骨骼成分减少的一种现象，主要表现为骨组织内单位体积中骨量减少、骨矿物质和骨基质随年龄增加而减少。

主要症状

◎疼痛。◎易骨折。◎身长缩短，驼背，胸、腰椎压缩性骨折，脊椎后弯，胸廓畸形。◎呼吸功能下降，往往出现胸闷、气短、呼吸困难等症状。

特效对症营养素

钙

钙是构成骨骼的基础物质，有助于强健骨骼，并防止骨密度过低。人体内一旦缺钙，35岁以后骨密度就开始降低，容易引起骨质疏松。

维生素D

维生素D与钙是一对好搭档，足量的维生素D有助于人体对钙的吸收。一旦维生素D摄取不足，人体就容易缺钙，进而导致骨质疏松。

经典对症养生食材

适合骨质疏松症患者的食材有谷类、奶制品、豆制品、芝麻、核桃、香菇、黑木耳、西红柿、海带、紫菜、牡蛎、蚌肉、虾皮、小鱼干、泥鳅、蛋、动物肝脏、肉类等。

虾皮

虾皮素有"钙的仓库"的美誉。用虾皮做汤，不仅味道鲜美，而且营养价值高。

黄豆

多食用黄豆可以有效预防骨质疏松。这是因为黄豆中含有的异黄酮成分与广泛使用于治疗骨质疏松症的药物非常类似，这种药物可以有效阻止骨骼破裂，预防和延缓骨质疏松的发生。

牛奶

牛奶中含有丰富的钙、蛋白质等营养物质。钙可以强健骨骼；而蛋白质中有80%是乳蛋白，人体在消化乳蛋白后就会产生肽。有研究显示，肽可以促进钙的吸收，从而预防骨质疏松。

养生粥膳

墨鱼珍珠粥

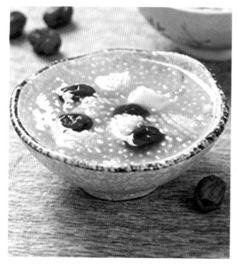

材料 珍珠米100克，墨鱼肉100克，红枣适量。

调料 盐适量。

做法

1 珍珠米淘洗干净，入清水中浸泡约3小时；墨鱼肉洗净，切片；红枣洗净。

2 锅置火上，加适量清水后，放入浸泡好的珍珠米和红枣，大火煮沸后，转小火煮至八成熟，再放入墨鱼片煮熟，用盐调味即可。

粥膳汤饮小讲堂

墨鱼具有健脾利水、养血滋阴、补精益气等功效，常吃墨鱼，可防止骨质疏松，提高免疫力，增强食欲。

草鱼腐竹猪骨粥

材料 净草鱼120克，猪骨200克，腐竹40克，大米100克，姜丝适量，水发枸杞子、香菜叶各少许。

调料 味精、盐、胡椒粉、香油各少许，淀粉适量。

做法

1 猪骨洗净，敲碎；腐竹用温水泡软；大米洗净。

2 将猪骨、大米、腐竹放入砂锅，加入适量水，用大火烧开再改用小火慢熬1小时左右，放盐、味精，拣出猪骨头。

3 草鱼切片，用盐、淀粉、姜丝、香油拌匀，放入滚开的粥内，待粥再滚起时，撒上胡椒粉，淋上香油，加入枸杞子及香菜叶即可。

粥膳汤饮小讲堂

猪骨富含钙质，是补钙强骨的理想食物。以猪骨煲汤可增加骨密度，预防骨质疏松。

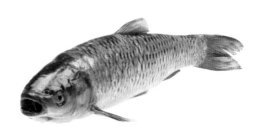

花生排骨大米粥

材料 排骨250克，花生50克，大米250克，皮蛋1个（约60克），葱花适量，水发枸杞子少许。

调料 盐、香油各适量。

做法

1 皮蛋去壳，切成丁；大米淘洗干净；花生洗净。

2 排骨洗净，剁成小块，加盐腌拌。

3 取锅放入清水，加入排骨块，大火煮沸后加入大米、花生，熬煮至粥将成时，放入皮蛋丁，用盐调好味，再略滚，撒上葱花及枸杞子，淋香油即可。

> **粥膳汤饮小讲堂**
>
> 花生含易吸收的蛋白质和丰富的钙、铁等矿物质，有滋阴养血、生津润燥等功效。花生与富含钙质的排骨搭配，更利于钙质的吸收。

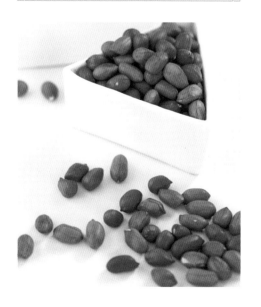

养生汤饮

海带香菇腔骨汤

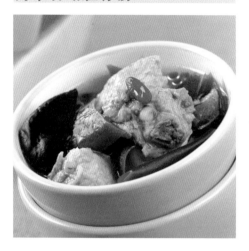

材料 腔骨500克，水发海带150克，大枣10颗，香菇3朵，枸杞子、姜片各适量。

调料 盐和料酒各适量，醋少许。

做法

1 将腔骨洗净切块，放入开水中烫一下，捞出；海带泡洗干净，切段；香菇泡软，去蒂，切片；大枣泡发洗净。

2 锅中倒入适量清水，将各种食材及料酒、醋、姜片一起放入，炖煮至熟，出锅前放入枸杞子、盐，再煮5分钟即可。

> **粥膳汤饮小讲堂**
>
> 此汤有强筋壮骨、补血行气之功效，适用于骨质疏松。

青菜蛋花汤

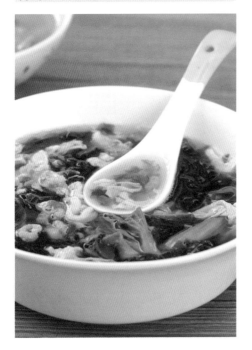

材料 青菜50克，虾仁5个，鸡蛋1个（约60克），紫菜、葱花适量。

调料 猪油、盐各适量。

做法

1 鸡蛋液打散；青菜洗净，切成段；虾仁洗净。

2 锅置火上，入猪油烧热，下入葱花爆锅，添入清水，下入青菜段、紫菜、虾仁，烧开，淋入鸡蛋液成蛋花，加盐调味即可。

粥膳汤饮小讲堂

虾仁中含有丰富的钙质，与鸡蛋、青菜搭配，不仅能补钙强骨，还具有健脑益智的作用。

虾仁鸡丝笋片汤

材料 虾仁80克，熟鸡丝100克，胡萝卜片、莴笋片、青椒丝各少许，蛋清、葱段、姜片各适量。

调料 料酒、淀粉、盐、味精、清汤、胡椒粉各适量。

做法

1 虾仁用水反复淘洗，洗净后控干，用蛋清、淀粉、盐上浆，备用。

2 油锅烧热后，放入虾仁滑油至熟，捞出，沥油。

3 净锅置于火上，加入清汤、葱段、姜片、熟鸡丝、料酒、胡萝卜片、莴笋片烧沸后，撇去浮沫，加入盐、味精，倒入虾仁，撒上胡椒粉，起锅倒入汤碗中，撒上青椒丝即成。

粥膳汤饮小讲堂

此汤富含钙及多种维生素，有利于人体对钙的吸收，可增加骨密度，在一定程度上改善骨质疏松。

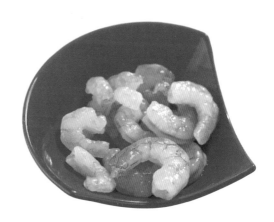

膝关节炎

膝关节炎是一种膝关节的常见慢性疾病。膝关节炎患者在秋冬季节要注意保暖，特别是膝盖不要接触凉风；少爬比较陡的楼梯，少走上下坡路；平时避免机械性损伤，避免跑步和球类等剧烈的体育运动；纠正不良姿势，如扁平足、膝内外翻、驼背和脊柱侧弯等。

主要症状

◎膝关节肿大。◎疼痛。◎活动受限。◎X线检查显示膝关节骨质增生或骨刺形成。

经典对症养生中药

防风

李时珍谓："防者御也，其功效疗风最要，故名。" 防风具有发汗解热、镇痛、利尿、祛风等功效，特别适用于风寒湿痹、肢节疼痛、筋脉挛急的患者。

居家对症调养方案

改善膝关节炎的按摩法

◎被按摩者取仰卧位，按摩者用拇指、食指点揉膝周压痛点，如膝关节内侧、膝关节外侧、髌骨下及腘窝等。用力由轻渐重，再由重渐轻，点揉1分钟，可促进痛点炎症吸收，松解粘连。

◎按摩者用双手以掌心扣按被按摩者的髌骨，在保持一定压力的情况下，使髌骨向内、向上轻微运动，然后带动髌骨作环转运动3分钟，以髌骨产生酸胀温热感为宜。在此过程中切忌用力过大。

◎用拇指和其余四指相对拿捏被按摩者大腿前面的股四头肌，每次3分钟，以产生酸胀感为宜。

◎用掌根在被按摩者的膝关节两侧从股四头肌至小腿中下部作直线擦动，以产生温热感为宜，每次3分钟。

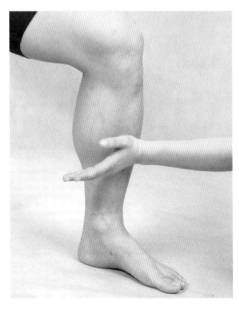

养生粥膳

当归玉米粥

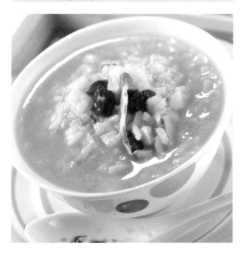

材料 当归10克，红枣20颗，罐装玉米粒50克，粳米100克。

调料 红糖适量。

做法

1 将当归润透，清洗干净；红枣去核，洗干净。

2 粳米洗净；玉米粒控干；红糖碾成碎屑，备用。

3 将当归、红枣、玉米、粳米一同放入锅内，加适量清水，以大火烧沸后，再用小火煮30分钟，加入红糖，出锅盛碗即成。

养生汤饮

牛蒡小排鲜汤

材料 牛蒡50克，小排骨350克，葱段、姜片各少许。

调料 料酒、清汤、盐、味精各适量。

做法

1 牛蒡去皮，洗净，切块；小排骨斩成3厘米长的段，放入沸水中汆烫片刻，捞出洗净，放大碗中，加料酒、葱段、姜片，上笼蒸烂。

2 锅置火上，放入蒸熟的排骨段，加入牛蒡块、清汤，烧沸后撇去浮沫，加盐、味精，拣去葱段、姜片即可。

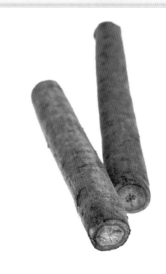

耳 鸣

耳鸣是指在并无外界刺激时耳内产生鸣响声音的感觉，是一种自觉症状，常常被看做是耳聋的先兆之一。耳鸣分为主观耳鸣与客观耳鸣。通常情况下，老年人的发病率比年轻人高。如果耳鸣是由于耳部病变引起，则同时伴有头晕、目眩等症状。

主要症状

◎有比较低沉的嗡鸣声。◎可能伴有耳聋或眩晕症状。◎可能出现高音调的声音。

特效对症营养素

铁

缺铁易使红细胞运输氧的能力降低，耳部养分供给不足，可使听觉细胞功能受损。因此经常耳鸣的人应多吃含铁丰富的食物。

锌

耳蜗内锌的含量大大高于其他器官。锌的含量降低就会影响耳蜗的功能而导致听力减退。适量补锌可以在一定程度上改善耳鸣。

经典对症养生食材

适合耳鸣患者的食物有牛肉、鸡肉、鸡蛋、虾皮、海蜇皮、黑芝麻、黄花菜、黑木耳、苹果、橘子、核桃、黄瓜、西红柿等。

紫菜

紫菜是常用食品中含铁量较多的食物。补铁则能有效预防和延缓中老年人耳鸣、耳聋的发生。

居家对症调养方案

改善耳鸣的健耳操

◎两掌捂耳。挺直上身，先将两手掌心相对摩擦30次，以掌心感到发热为宜。再用两手横掌分别捂双耳，两手食指并拢按压后脑枕骨不动，吸气；两掌心骤然离开，呼气。两掌再捂耳，一吸一呼，如此反复进行20次。

◎浅插耳道。挺直上身，吸气，将两手食指轻轻地插入耳道内，拔出，呼气。反复进行10次。接着用两个食指在耳道内以顺时针或逆时针方向轻轻摇动10次。

养生粥膳

金蒜苋菜汤

材料 蒜20克，苋菜450克，枸杞子适量。

调料 鸡精适量，盐少许。

做法

1 苋菜洗净，切成小段；蒜去皮，洗净，备用。

2 锅中倒入少许油烧热，放入蒜瓣，以小火煎至变黄。

3 在煎蒜的锅中加入1000毫升清水，煮开后加苋菜段，待汤再次煮沸时撒枸杞子，加盐、鸡精调味即可。

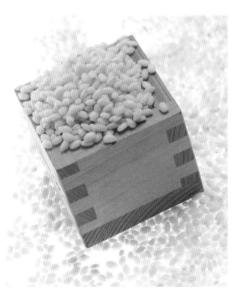

虾仁蜜豆糯米粥

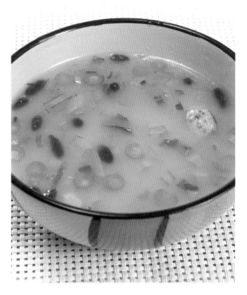

材料 虾仁30克，蜜豆50克，糯米200克，水发枸杞子少许。

调料 盐少许。

做法

1 将虾仁背部切开，用牙签挑除虾线。

2 将虾仁、蜜豆分别用沸水氽烫洗净，备用。

3 将糯米用清水淘洗干净，下入锅中煮至八九成熟时，下入虾仁、蜜豆至米粒开花熟烂后，加入少许盐调味，出锅盛碗，撒上枸杞子即成。

养生汤饮

紫菜蛋花汤

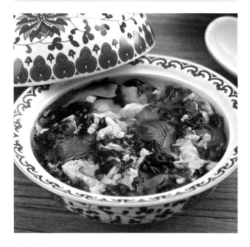

材料 紫菜50克，鸡蛋2个（约120克），青菜少许。

调料 水淀粉、高汤、盐、味精、香油各适量。

做法

1 将鸡蛋打入碗中搅匀，加入少许水淀粉调匀。

2 高汤用大火煮开，放入青菜、紫菜，加盐、味精调味，淋入蛋液，待蛋花浮起时改小火，滴入少许香油即可。

粥膳汤饮小讲堂

鸡蛋含有丰富的蛋白质、脂肪、维生素、铁、钙、钾、DHA和卵磷脂、卵黄素等营养成分，对神经系统和身体发育有利。耳鸣患者可常饮此汤。

紫菜黄瓜汤

材料 黄瓜100克，紫菜50克，姜末适量，红椒条少许。

调料 盐、香油、味精各适量。

做法

1 黄瓜洗净，切片。

2 将紫菜用清水泡发至软，泡发过程中最好换1～2次水以清除污染物和毒素。

3 锅中加入清水，大火烧开，将黄瓜片同紫菜、盐、姜末放入锅内略煮，加入香油、味精，撒上红椒条即可。

粥膳汤饮小讲堂

紫菜不仅味道鲜美，而且营养十分丰富，富含胆碱、钙和铁，不但能增强记忆力，还能在一定程度上改善耳鸣。

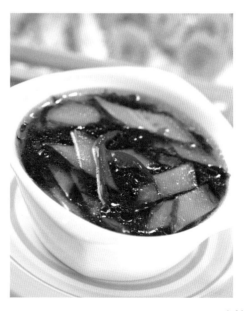

中耳炎

中耳炎是中耳全部或部分结构的炎性病变。感冒或者各种类型的呼吸道感染等均可引起中耳炎。这是因为中耳和咽喉后部有一根细小的咽鼓管，感冒及其他呼吸道感染可以导致病毒进入咽鼓管内，引发感染，引起中耳炎。

主要症状

◎耳内疼痛（夜间加重）。◎听力减退。◎发热。◎恶寒。◎口苦。◎小便红或黄，大便秘结。

经典对症养生食材

适合中耳炎患者的食材有圆白菜、黑木耳、豌豆、土豆、香椿、黄花菜、柚子、海参、蒜等。

蒜

蒜富含有杀菌作用的蒜辣素，具有抵御病毒和细菌的功效。

每天生食1～2瓣蒜，对于中耳炎可以起到不错的辅助治疗效果。

如果不喜欢生食蒜，也可以将其切成蒜末，与橄榄油一起涂抹在面包上食用。

香椿

中医认为，香椿具有涩血止血、固精燥湿、清热解毒、健胃理气、润肤明目等功效，适用于疮疡、脱发、目赤、肺热咳嗽等病症的食疗，常用于急慢性菌痢、膀胱炎、尿道炎、中耳炎等病症。

居家对症调养方案

热敷疗法

侧卧，将热水袋放在耳朵部位，对耳朵进行热敷，以促进耳部的血液循环，缓解中耳炎引起的耳痛。

如果没有热水袋，用热毛巾也可以。需要注意的是，温度不宜过高，以免烫伤。

感觉器官反应不灵敏者以及糖尿病患者慎用。

热风疗法

此法的治疗原理与热敷疗法有些相似，都是通过促进耳部的血液循环来缓解病症。

做法如下：将吹风机的温度调至中低温，对着患耳进行热吹风。需要注意的是，吹风机应离耳部15厘米以上。

养生粥膳

虾仁绿茶粳米粥

材料 虾500克，绿茶5克，粳米100克。

调料 盐适量。

做法

1 将虾用沸水汆烫一下，去壳取肉，洗净；茶叶冲入沸水后立即捞起；粳米洗净，用清水浸泡30分钟。

2 将粳米加入茶水中煮至成粥，加入虾仁、盐拌匀即可。

粥膳汤饮小讲堂

绿茶中含有的芳香族化合物成分能有效溶解脂肪，可以避免多余脂肪在体内堆积。而绿茶中的儿茶素具有抗氧化、提高新陈代谢、清除自由基等作用。虾仁绿茶糯米粥适合中耳炎患者食用。

养生汤饮

豆腐海鲜汤

材料 豆腐100克，水发海参、虾仁、鲜贝各25克，枸杞子、葱花各少许。

调料 盐、味精、白糖各少许。

做法

1 将豆腐洗净，切成小块；将海参剖开，去内脏后洗净切小丁；虾仁去虾线后洗净切小丁；鲜贝洗净切小丁；三种海鲜均汆烫，备用；枸杞子泡洗干净。

2 锅置火上，加清水烧开，下豆腐块、海参丁、虾仁丁、鲜贝丁、枸杞子煮3分钟，加调料，撒上葱花即可。

粥膳汤饮小讲堂

海参、豆腐具有很好的滋阴功效，适用于中耳炎患者。耳鸣、中耳炎患者可常饮此汤。

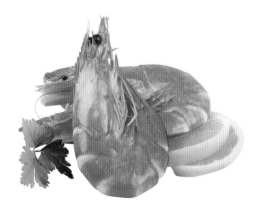

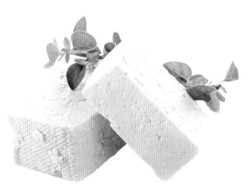

免疫力低下

免疫力是人体自身的防御机制，是人体识别和消灭外来侵入的任何异物（病毒、细菌等）的能力。现代免疫学认为，免疫力低下的身体易于被感染或患癌症。造成免疫力低下的原因主要有心理失衡、营养不全、生活无规律、锻炼不得法、乱用药品等。

主要症状

◎感冒、扁桃体炎、哮喘、支气管炎、肺炎、腹泻等疾病反复发作。◎身体虚弱，经常生病。◎生病后治疗效果不佳，疾病长期不愈。◎正常预防接种后出现严重感染。

经典对症养生食材

有助于提升免疫力的食材有萝卜、苦瓜、洋葱、西红柿、山药、黑木耳、银耳、蘑菇、蒜、五谷类、豆制品、木瓜、柠檬、红枣、各种坚果、鸡肉、牛肉、鱼肉、贝类、百合、蜂王浆、酸奶等。

酸奶

酸奶中含有益生菌，可保护肠道，避免致病菌的产生。另外，有些酸奶中含有的乳酸菌还可促进血液中白细胞的生长。但需要注意的是，酸奶每天的饮用量不宜超过250克，最好在饭后30分钟到2小时饮用，可减少对肠胃的刺激。

鱼和贝类

鱼和贝类中含有大量的锌元素，如牡蛎、虾、螃蟹、蛤蜊等。据研究，人体内补充足够的硒不但可以增加免疫蛋白的数量，还可以帮助清除体内的流感病毒。深海鱼中的矿物质和维生素可促进免疫系统的功能。

经典对症养生中药

灵芝

灵芝含有丰富的锗元素，锗能加速身体的新陈代谢，延缓细胞的衰老，增强人体的免疫力。

居家对症调养方案

睡眠疗法

睡眠与人体免疫力密切相关，良好的睡眠可使体内的淋巴细胞数量明显上升。研究表明，睡眠时人体会产生一种称为胞壁酸的睡眠因子，此因子可促使白细胞生长，肝脏解毒功能增强，从而将侵入的细菌和病毒杀死。

养生粥膳

什锦蔬菜粥

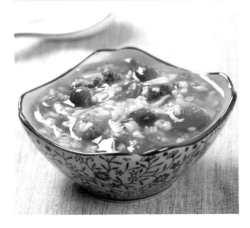

材料 糙米100克，西红柿块、西蓝花各60克，蟹味菇25克，绿豆芽适量。

调料 盐适量。

做法

1 糙米洗净，用水浸泡约4小时；西蓝花洗净，掰成小朵；蟹味菇洗净；绿豆芽择洗干净。

2 锅置火上，放入浸泡好的糙米和适量清水，大火煮沸后转小火煮约45分钟。

3 加入西蓝花继续煮约5分钟，然后放入余下的材料，再煮3分钟，最后加盐调味即可。

麦片牛丸芹菜粥

材料 牛肉末200克，麦片适量，鸡蛋液60克，水发枸杞子、西红柿丁、芹菜末各少许，大米50克，香菜末、葱花、姜末各适量。

调料 盐、淀粉、香油、胡椒粉、味精各适量。

做法

1 牛肉末放入碗中，加盐、鸡蛋液、淀粉、香油、胡椒粉、葱花、姜末、味精、少许水，拌打成牛肉浆备用；大米淘洗干净。

2 锅置火上，倒入适量清水煮开，放入大米，煮开后转用小火熬煮成稀粥；将牛肉末挤成小牛肉丸，放入煮好的粥中，加入麦片煮滚。

3 再加入西红柿丁、芹菜末、姜末、香菜末、盐，烧煮片刻即可。

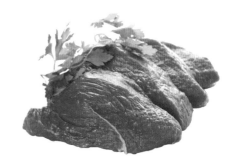

养生汤饮

清淡鸡汤

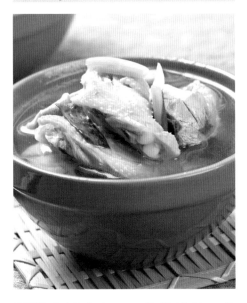

材料 老母鸡半只，葱段适量，姜1块。

调料 盐适量。

做法

1 老母鸡洗净，剁成块；姜洗净，拍散。

2 煨罐加足凉水，加鸡块和葱段、姜，以大火烧沸，撇去浮沫，转小火炖2小时。

3 起锅前加入盐即可。

菊花乳鸽强身汤

材料 薏米50克，菊花10克，乳鸽2只（约400克），水发枸杞子、葱段、姜片各适量。

调料 料酒、盐、胡椒粉各适量。

做法

1 将乳鸽摘去杂毛，去除内脏，洗净，剁成四块，入沸水中汆烫，捞出备用；薏米用温水泡软；菊花用温水发好，去除杂质备用。

2 锅内放入清水，下鸽肉、薏米、姜片、葱段、料酒，大火烧开后改小火焖煮1小时，放入菊花、枸杞子略煮片刻，加入适量的盐和胡椒粉即可。

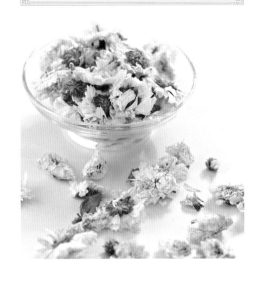

研究证实，食物与人的性功能之间存在着重要的依存关系。多食用悦『性』食物，不但能降低各种妇科及男科疾病的发病率，还能提高性生活的质量。用悦『性』食物烹制汤粥，效果也很不错。

第七章

粥膳汤饮
呵护两性

阳痿

阳痿是指男性在性交时阴茎不能勃起或勃起不全而致不能进行性交的病症，阳痿常与遗精、早泄同时出现。阳痿大致分为器质性阳痿和心理性阳痿两大类。在阳痿患者中，大多数属于心理性阳痿。

主要症状

◎阴茎无法勃起，不能正常行房事，但在睡梦中易勃起。◎性兴奋时阴茎开始勃起，但在行房事时就会软下来。◎阴茎勃起不全，也不能持久。

经典对症养生食材

改善阳痿的食材有韭菜、土豆、黑豆、驴肉、驴肾、羊肉、羊腰、狗肉、鹿肉、动物内脏、牡蛎、泥鳅、蚕蛹等。

驴肉

俗语说"天上的龙肉，地上的驴肉"。驴肉是难得的滋补佳品，其气味鲜美，是一种低脂肪、高蛋白、低胆固醇的肉类。中医认为，驴肉具有滋阴壮阳、补气养血、省心去烦之功效。

驴肾

驴肾可补肾壮阳，强筋壮骨，能改善阳痿不举、腰膝酸软等症。

泥鳅

泥鳅含有一种特殊蛋白质，可促进精子的形成。成年男子常食泥鳅不但可滋补强身，还能生精壮阳。中医认为，泥鳅可补中益气，养肾生精，尤适用于男性前列腺炎等所致的性功能障碍等。

居家对症调养方案

改善阳痿的保健操

◎手心搓脚心。先在床上坐下，用右手心的劳宫穴搓擦左脚心的涌泉穴9~36次，直至稍感微热；再用左手心的劳宫穴搓擦右脚心的涌泉穴9~36次。两边动作皆完成之后，再将左、右手手掌相叠，按揉丹田穴9~36次。此动作简单易学，能够缓解阳痿、遗精等症。

◎脚心相搓。先在床上坐下，尽量用双手支撑着身体，慢慢地抬高双脚，然后用双脚的脚心互搓对侧的涌泉穴9~36次，稍感温热即可。此动作能够有效地缓解阳痿、遗精等症。

养生粥膳

花生泥鳅冲菜粥

材料 花生50克，鲜活泥鳅100克，大米200克，净冲菜、葱花、香菜末各适量。

调料 酱油、白糖、盐各适量。

做法

1 大米洗净，用盐稍腌，锅内加水烧滚后与花生同煮；冲菜切末。

2 将泥鳅剪去背刺及鳍，除去内脏，洗净，沥干水，用少许油、盐、酱油和白糖拌匀。

3 粥快煮好时加入剩余调料，下入拌好的泥鳅滚熟即成。食用时撒冲菜末、香菜末和葱花即成。

粥膳汤饮小讲堂
泥鳅具有补中益气、养肾壮阳、清热祛湿的药用功效，对于男性阳痿有很好的食疗作用。

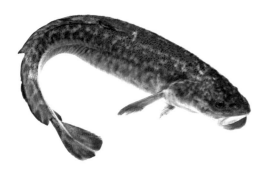

牡蛎大米粥

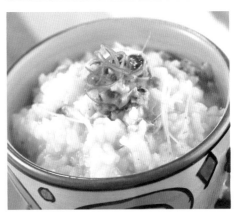

材料 牡蛎肉、大米各100克，姜丝、葱丝各适量。

调料 盐、味精、胡椒粉各适量，淀粉少许。

做法

1 将牡蛎肉放入碗中，用淀粉搓洗干净，然后用清水冲干净；大米淘洗净，备用。

2 锅中注水烧开，放入牡蛎肉汆烫，捞出沥干水分。

3 大米入锅煮粥，粥将成时加入牡蛎肉煮熟，加入盐、味精、胡椒粉，撒入葱丝、姜丝，煮入味即可。

粥膳汤饮小讲堂
牡蛎中含有丰富的锌元素，锌是机体正常生长发育过程中必不可缺的微量元素，被人们称作"生命的火花"。锌对男性具有重要意义，男性摄入足量的锌，可预防阳痿、早泄等男性疾病。

养生汤饮

茄香鳝鱼汤

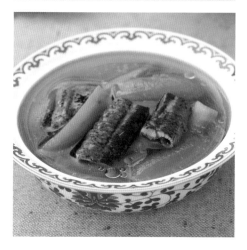

材料 鳝鱼300克，茄子200克。

调料 五香粉少许，盐、酱油各适量。

做法

1 鳝鱼处理干净后洗净，切段；茄子洗净，去皮，切段，入盐水中浸泡，备用。

2 锅置火上，加入适量油，烧热后放入鳝鱼段，煎至表面变黄。

3 锅中加入适量清水，调入五香粉、盐、酱油，大火煮沸后转小火，煮至鱼肉熟烂。

4 再放入茄子段，炖煮20分钟即可。

粥膳汤饮小讲堂

鳝鱼有很强的滋补功能，特别是对身体虚弱者、大病初愈者及阳痿的男性来说，滋补功效更加明显。

补肾蛤蚧汤

材料 蛤蚧500克，猪腰300克，姜适量，红椒丝少许。

调料 白酒适量，盐少许。

做法

1 蛤蚧用刀斩去头脚，留尾及根部，用白酒洗净备用。

2 猪腰破开洗净，切片，与蛤蚧一同置于炖盅内。

3 加盐、姜及清水2碗，隔水煮炖3小时左右，撒红椒丝即可。

粥膳汤饮小讲堂

猪腰含有丰富的营养成分，具有补肾壮阳、固精益气的作用；蛤蚧对于虚劳咳嗽、虚羸枯槁、筋骨痿软者也具有很好的食疗作用。两者搭配煮汤，滋补功效更佳。

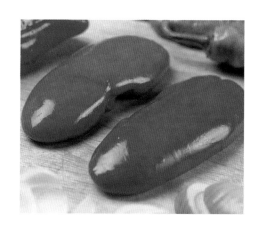

早泄

一般认为，早泄是指男子在阴茎勃起之后，未进入阴道之前，或正当纳入以及刚刚进入而尚未抽动时便已射精，阴茎也自然随之疲软并进入不应期的现象。引起早泄的原因很多，如过度紧张、生活压力过大、阴虚火旺、肾气不固或某些性器官发生病变等。

主要症状

◎阴虚火旺型：手足心热，阴茎易勃起，对性交渴求但性交时间有限，失眠，腰膝酸软，精神不振。◎肾气不固型：体质虚弱，怕冷，阴茎不易勃起或勃起不坚，尿多，小便色清量大，精神不振，耳聋耳鸣。◎器质病变型：患有尿道炎、前列腺精囊炎、包皮系带过短、脊髓或神经性疾病等，经常遗精。

经典对症养生食材

改善早泄的食材有麻雀肉、羊腰、猪腰、鸽肉、鸡肉、甲鱼、虾、栗子、黑豆、韭菜、芹菜、山药、莲藕、莲子等。

麻雀肉

麻雀肉味道鲜美，是壮阳补虚的上好食品。《食疗本草》中说："食之，续五脏不足气，助阳道，益精髓。"麻雀肉性温，味甘，入肾经。可补益精髓、补肾壮阳，适用于阳虚、腰膝酸软、阳痿早泄者。

猪腰

猪腰含有丰富的蛋白质、脂肪、维生素A、维生素E、维生素C、钙、铁、磷等营养素，有生精益血、壮阳补肾的功效，对于早泄有一定的食疗作用。

居家对症调养方案

强身补肾的按摩法

◎被按摩者仰卧，进行深呼吸，提肛，缩臀，收腹，接着按摩者用中指指腹按揉被按摩者的会阴穴，每次20分钟。

◎坐在床上，将手掌放到背后横擦腰骶部，用力稍微重一些，稍感温热即可。

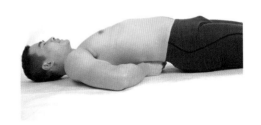

养生粥膳

栗子猪腰粥

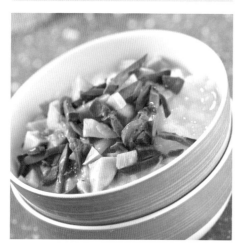

材料 粳米100克，栗子50克，猪腰1个（约100克），葱花、姜末各少许。

调料 料酒、盐各适量。

做法

1 将栗子去皮，切碎粒；猪腰洗净，切薄片，备用。

2 猪腰片入沸水中，加料酒氽烫，捞出，备用。

3 将粳米用清水反复淘洗干净，除去杂质，与栗子粒、猪腰片共同放入砂锅中，加入清水适量，加入葱花、姜末熬煮为稠粥，出锅前加入盐调味即可盛出。

粥膳汤饮小讲堂

此粥有养阴补肾的功效，适合肾虚有热而性欲较差的男性食用。

养生汤饮

双菇蛤蜊汤

材料 金针菇150克，香菇50克，蛤蜊300克，葱、姜各适量。

调料 盐、味精、胡椒粉各适量，高汤3碗。

做法

1 将金针菇和香菇分别择洗干净，香菇切块，氽烫，备用。

2 锅中入高汤、葱、姜，随后放入吐净泥沙的蛤蜊、双菇同煮。

3 待材料煮熟后放入盐、味精、胡椒粉调味，拣出葱、姜，出锅盛碗即可食用。

粥膳汤饮小讲堂

蛤蜊中含有丰富的锌，可以增强男性的性功能，能够有效预防并改善早泄。

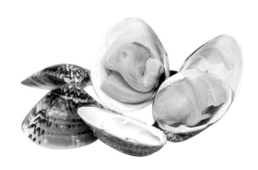

鸡肉虾仁萝卜汤

材料 鸡肉200克，猪肥膘肉50克，虾仁、西红柿、胡萝卜各100克，芹菜丁、洋葱粒、荷兰豆各少许。

调料 盐、鸡精、料酒、香油、鸡汤各适量，姜汁1大匙。

做法

1 鸡肉洗净；西红柿洗净，用热水烫去外皮，切丁；胡萝卜洗净，切丁，备用。

2 虾仁洗净，同鸡肉、猪肥膘肉一同放入搅肉机中搅打成末，放入容器内，加少许盐、料酒、姜汁搅至上劲，备用。

3 锅中加水烧沸，改小火，用手挤出肉丸下锅中氽熟捞出。

4 油锅烧热，下入洋葱粒、西红柿丁炒软，倒入适量鸡汤，下入丸子、胡萝卜丁、荷兰豆、鸡精烧开，撒入芹菜丁，淋入香油即可。

百叶结酥腰汤

材料 猪腰4个（约700克），百叶结250克，葱段、姜片、香菜叶各适量。

调料 料酒、盐、味精、高汤各适量。

做法

1 将猪腰剥去外层衣膜，剔净脂肪，加清水浸泡约2小时，再放入锅内氽烫，捞出洗净，入锅加水、料酒，大火烧沸后，转小火煨烂，顶刀切成厚约6厘米的片。

2 锅置火上，放入煮熟的猪腰片，连同百叶结、料酒、盐、高汤、葱段、姜片一起放入，大火烧开，撇净浮沫，改小火焖约15分钟。

3 拣出葱段、姜片，加味精拌匀，装汤盆内，撒上香菜叶即可食用。

粥膳汤饮小讲堂

猪腰具有滋阴补肾的显著功效，对男性阳痿不举、早泄等病症具有很好的食疗功效。前列腺炎患者可适量饮用百叶结酥腰汤。

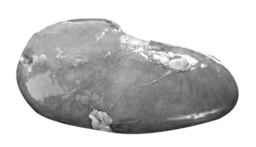

前列腺炎

前列腺是具有内、外双重分泌功能的分泌腺，它分泌的前列腺液是构成精液的主要成分，作为内分泌腺，其分泌的激素称为"前列腺素"。当出现尿频、尿痛、排尿起始迟缓、尿线无力等症状时，极有可能是患有慢性前列腺炎了，应及时就医。

主要症状

◎恶心，呕吐；尿频、尿急、尿痛，有时候还会出现排尿困难，甚至尿中带血。◎常有尿意，但排尿不畅；尿道经常有白色黏液分泌；肛门有下坠感，并隐隐作痛；腰背酸痛，可牵扯到睾丸及大腿。◎性欲减退，有早泄、阳痿、遗精甚至血精及射精疼痛等症状。◎精神萎靡，失眠，心慌心跳，乏力等。

经典对症养生食材

有益于前列腺健康的食材有花生、黄豆、西瓜、香瓜、葡萄、猕猴桃、甘蔗、荸荠、冬瓜、黄瓜、南瓜子等。

南瓜子

每天吃上50克左右的南瓜子，生熟均可，可较有效地预防前列腺疾病。这是由于前列腺分泌激素功能靠脂肪酸，而南瓜子就富含脂肪酸，可使前列腺保持良好功能。

居家对症调养方案

改善前列腺炎的外治疗法

◎蜗牛肉敷法。将2条蚯蚓和2只蜗牛（肉捣烂），加入2克车前子末调匀，将其敷在脐部，外用纱布固定，早晚各1次。

◎田螺肉敷法。取连须大葱3棵、鲜车前草30克、田螺肉7个、淡豆豉10颗及食盐1克放在一起捣成泥后敷于脐部即可。早晚各换药1次。

◎药带敷法。取金钱草、败酱草各20克，刘寄奴、白花蛇舌草各30克，桃仁、红花、乌药、萆薢各15克，车前子12克，制香附8克，一起研成细末，用纱布将其包好敷于小腹即可。此敷法可较有效地缓解前列腺炎。

◎小茴香熏洗。将适量小茴香、防风、荆芥加水放在一起煎，煎后将药水倒入水温42℃左右的浴池里进行洗浴。洗浴的过程中，要保持水温适宜。可以每天照此方法洗浴1次，长期使用可有效缓解前列腺炎的不适症状。

养生粥膳

猕猴桃大米粥

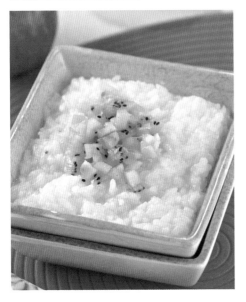

材料 猕猴桃120克，大米100克。

调料 白糖适量。

做法

1 将猕猴桃去皮洗净，切成小块。

2 将大米淘洗干净，备用。

3 锅内加适量的水，放入大米煮粥，八成熟时加入猕猴桃块和白糖，煮至粥熟透即可。

粥膳汤饮小讲堂

猕猴桃含有抗突变成分谷胱甘肽，有利于抑制诱发癌症基因的突变，对肝癌、肺癌、皮肤癌、前列腺癌等多种癌细胞有一定的抑制作用。

莲须芡实粥

材料 莲须8克，芡实16克，粳米半杯。

做法

1 粳米淘洗干净。

2 莲须、芡实分别洗净，放入锅中，加水煎取药汁，去渣。

3 粳米与药汁一同放入锅中，煮成粥即可。

粥膳汤饮小讲堂

中医认为，莲须具有固肾涩精、收涩止血、清心除烦的功效，常用于辅助治疗遗精滑精、尿频、吐血、虚热烦闷、干渴、便血、便秘等症；芡实也是保养前列腺的理想食物。以莲须、芡实、粳米合用煮制的粥膳具有利尿通淋、益气泄浊的作用，对慢性前列腺炎有较好的食疗功效。

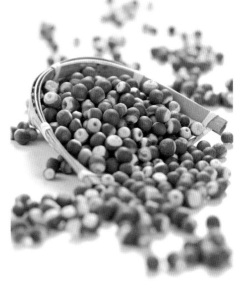

养生汤饮

萝卜荸荠汤

材料 荸荠100克，白萝卜50克。

调料 奶油高汤、盐、味精各适量。

做法

1 将荸荠去掉皮，洗干净；将白萝卜去皮，洗干净，切成片。

2 奶油高汤烧热，下荸荠和白萝卜片，炖煮30分钟。

3 放入盐、味精调味，出锅盛碗即可食用。

粥膳汤饮小讲堂

　　荸荠具有止咳、润燥、保养前列腺的作用，适合患有前列腺炎的男性食用。

猪肉荸荠汤

材料 五花肉300克，荸荠200克，西蓝花3朵。

调料 蔬菜高汤、番茄酱、盐、酱油、月桂叶各适量，辣椒粉少许。

做法

1 五花肉洗净，切块；荸荠洗净，去皮，切块；西蓝花放入少许盐水中洗净，切小朵备用。

2 油锅烧热，下入五花肉块、酱油炒至上色，倒入蔬菜高汤煮至汤汁见沸时，下入其他材料、调料煮至入味，拣出月桂叶，熄火即可。

粥膳汤饮小讲堂

　　此汤具有清热泻火的功效，可用于前列腺患者的食疗。

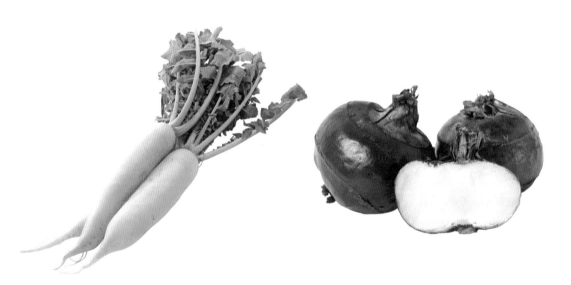

月经不调 ❀

月经不调包括经期、经量、经色、经质的改变或伴随月经周期前后出现的某些症状。中医认为，导致月经不调的原因主要包括心情抑郁、体质虚弱、饮食不当、不良的生活习惯等，这些会造成脏腑功能紊乱、气血失调。

主要症状

◎月经周期提前或推后7天以上，或先后不定期。◎月经量少或点滴即净；或经量多，淋漓不尽或行经日数超过8天。◎腰膝酸软。◎头晕耳鸣。◎腹痛，并有下坠感。◎精神疲惫。

经典对症养生食材

适合月经不调者的食材包括红糖、黑木耳、莲藕、乌鸡、海参、蚌肉、乌鱼、乳鸽、阿胶、山楂、山药、冬瓜、荠菜等。

红糖

红糖不仅具有益气、助脾化食、补血化瘀等功效，兼具散寒止痛作用。痛经者喝红糖姜水可有效减轻症状。

荠菜

荠菜中的荠菜酸具有止血的作用，能够理气活血，有效缓解女性的月经不调症状。

居家对症调养方案

缓解月经不调的外治法

◎热毛巾敷法。用热毛巾敷下腹部可帮助缓解因月经不调而引起的痛经。

◎葱白生姜敷法。将葱白100克、生姜50克、食盐250克共捣烂后一起炒热，用布包好敷于气海穴，每日2次。

◎益母草敷法。将益母草和苎麻根各100克洗净、切碎，再加黄酒一起炒热，敷于小腹部即可，每日可以敷2次。

◎吴茱萸敷法。将肉桂和吴茱萸各10克与小茴香20克一起共研成细末，再倒入适量的白酒一起炒热，用布将所有材料包好敷于脐部，冷却后可再炒再敷。此法适用于寒湿凝滞型月经不调。

◎泡脚。用热水泡脚能缓解月经不调带来的不适。在泡脚时如果水凉了要及时添加热水，否则会适得其反，泡脚的时间约15分钟。

养生粥膳

鸡汤大米粥

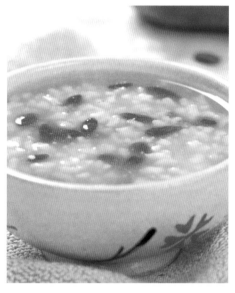

材料 大米50克，水发枸杞子少许。

调料 老母鸡汤1000毫升，盐、味精各适量。

做法

1 将老母鸡汤盛入砂锅内用大火烧沸，去浮油。

2 大米用清水淘洗干净，放入鸡汤内，先用大火烧沸，再转成小火煮熟，加适量盐、味精，撒上枸杞子即成。每日1次，宜常吃。

粥膳汤饮小讲堂

老母鸡具有温中益气、补虚劳、健脾益胃之功效，易消化吸收，特别适合月经不调的女性及体弱多病者食用。

玫瑰粥

材料 玫瑰花4朵，粳米100克。

调料 白糖适量。

做法

1 将玫瑰花瓣洗净；粳米淘洗干净。

2 在瓦煲中放入适量清水，用大火烧开后放入粳米。

3 以小火煲至粳米烂熟，再加入玫瑰花、白糖，继续煲10分钟，出锅盛碗即可。

粥膳汤饮小讲堂

玫瑰能活血化瘀，而且作用温和，除了可以调经补血外，还可以理气解郁，长期食用有助于促进新陈代谢，调气养血，养颜美容，预防便秘。

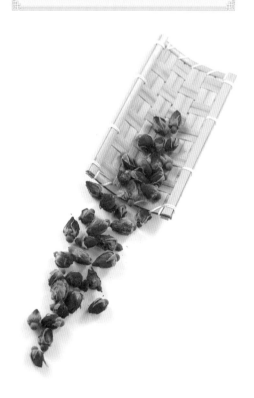

养生汤饮

当归鸡肉汤

材料 鸡肉200克，当归30克，净红枣、水发枸杞子、桂圆肉各少许。

调料 料酒、胡椒粉、盐各适量。

做法

1 当归洗净，备用。

2 鸡肉洗净，切片，放入沸水锅中氽烫，捞出备用。

3 把所有材料放入煲内，加料酒、适量清水用小火煲2小时，最后用盐、胡椒粉调味即可。

粥膳汤饮小讲堂

当归可以补血活血，调经止痛。由于当归对女性的经、带、胎、产各种疾病都有治疗效果，所以中医称当归为"妇科之圣药"。

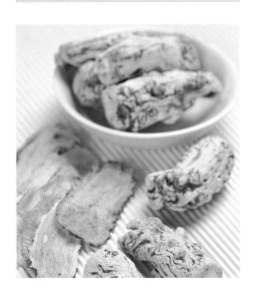

红糖老姜汤

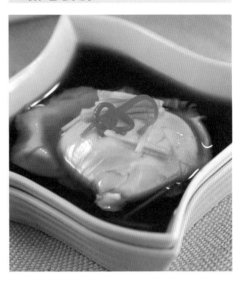

材料 鸡蛋2个（约120克），老姜适量，红椒丝少许。

调料 红糖适量。

做法

1 将老姜洗净，放入锅中，加入适量清水用小火煮20分钟。

2 将火关小，将鸡蛋轻轻磕入姜水中保证其成荷包蛋，煮至鸡蛋浮起。

3 根据自己的口味适量加入红糖搅拌均匀，盛入碗中，撒上红椒丝即可。

粥膳汤饮小讲堂

红糖能够有效缓解女性因虚寒导致的痛经；鸡蛋含有丰富的铁，铁元素在人体内起造血及运输氧和营养物质的作用。女性由于特殊的生理原因，常常会出现缺铁性贫血的症状，这款汤是女性补铁补血的佳品。

更年期综合征

更年期综合征是指由于卵巢功能衰退，雌激素分泌水平下降而引起自主神经系统功能失调的综合征，好发于46～50岁的中年女性。大多数更年期女性仅会出现轻微的月经失调症状，直到最后完全停经，并不需要特别治疗。

主要症状

◎阵发性烘热。◎出汗。◎皮肤有刺激或轻度寒冷感。◎头晕，头痛。◎疲乏，注意力不集中。◎抑郁、紧张，情绪不稳，易激动。◎失眠，健忘。◎多疑。◎肢体感觉异常。◎耳鸣。◎骨骼关节痛。◎骨质疏松。◎皮肤黏膜萎缩，弹性减弱。◎乳房萎缩。◎泌尿系统和生殖道不适等。

特效对症营养素

天然雌激素

雌激素是维持女性第二性征的必需物质，只有雌激素充足才能保持女性的健康与美丽。更年期女性应多补充天然的植物雌激素，如大豆异黄酮。

维生素B$_1$

因为患有更年期综合征的女性往往会表现为情绪激动或抑郁，而维生素B$_1$对于治疗情绪波动有一定作用。更年期女性应多食用富含维生素B$_1$的食物，如糙米、土豆等。

优质蛋白质

女性更年期综合征的表现症状之一便是月经变化无常，如果月经过于频繁，经量较多，出血时间较长，就会有贫血等症状。

因此，有以上症状的女性应多吃一些含优质蛋白质的食物，如鸡蛋、牛奶等。

居家对症调养方案

缓解更年期综合征的按摩法

◎手掌推摩两侧腋下，反复10次。
◎手掌掌根部分别推拿大腿的前侧及小腿的外侧各30次。
◎被按摩者俯卧，按摩者用掌根按揉被按摩者腰部脊柱的两侧3分钟。
◎按摩者用掌心摩擦被按摩者的腰骶部，至被按摩者稍感微热即可。
◎被按摩者仰卧，按摩者双手摩擦发热，然后用掌心以逆时针方向按摩被按摩者的小腹5分钟。

养生粥膳

鲮鱼双豆大米粥

材料 大米100克，净豌豆粒适量，黄豆50克，葱花、姜末各少许，罐装鲮鱼100克。

调料 盐、味精、胡椒粉各少许。

做法

1 大米洗净，浸泡30分钟；黄豆浸泡12小时，捞出，用沸水汆烫；豌豆粒汆烫透备用。

2 锅中放入大米、黄豆、清水，放在大火上煮沸，转小火慢煮1小时，待粥黏稠时，下入鲮鱼、豌豆粒及调料，搅拌均匀，撒上葱花、姜末即可盛出。

粥膳汤饮小讲堂
黄豆中类似于人体雌激素的成分可有效改善女性更年期综合征。

玫瑰银花粥

材料 粳米100克，玫瑰花4克，银花10克，红茶、甘草各6克。

调料 高汤适量，白糖少许。

做法

1 先将玫瑰花、银花、红茶、甘草洗净，煎汁去渣，备用。

2 将粳米用水洗净，加入适量清水浸泡后捞出。在锅中加入适量高汤及粳米煮沸，转小火煮至米粒软烂黏稠即可。

3 将做法 1 中的汁倒入做法 2 中的稠粥，同煮成稀粥，加入适量白糖调味，撒上玫瑰花装饰即可。

粥膳汤饮小讲堂
玫瑰花的芳香可清心健脑；银花可滋阴去燥。此粥具有清热解毒、行气止痛、固肠止泻的功效，对于更年期女性的烦躁和口苦症有一定的食疗效果。

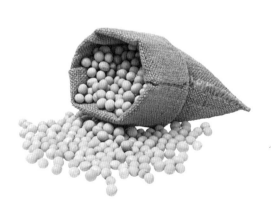

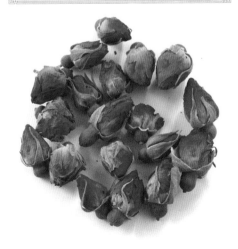

香椿豆腐粥

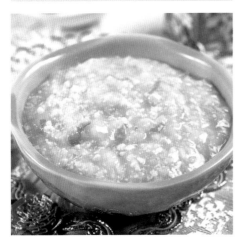

材料 米饭1碗（约200克），豆腐1块（约100克），香椿适量。

调料 清汤适量。

做法

1 香椿择洗干净，切成末；豆腐放入开水中煮一下，切成末。

2 锅内放入清汤、米饭一同煮至米饭软烂。

3 将豆腐末、香椿末放入锅中稍煮片刻，出锅盛碗即成。

粥膳汤饮小讲堂

豆腐有清热解毒、生津润燥、调和脾胃等作用，可在一定程度上预防骨质疏松、乳腺癌和前列腺癌的发生，是更年期女性的"保护神"；香椿具有清热解毒、润肤明目、健脾胃等作用。因此，这道香椿豆腐粥具有清热解毒等作用，能较好地改善更年期综合征的症状。

养生汤饮

咖喱玉米鸡汤

材料 玉米1个（约150克），鸡肉200克，葱丝、姜末各少许。

调料 咖喱酱、酱油、鸡汤、盐各适量。

做法

1 鸡肉洗净后切厚片，再切条。

2 玉米剥皮，洗净，切块备用。

3 汤锅中加适量鸡汤烧沸，下入鸡肉条、玉米块，放入咖喱酱、姜末、酱油、盐煮至材料熟透，撒上葱丝即可。

粥膳汤饮小讲堂

玉米含有较多的膳食纤维，能促进肠蠕动，减少人体对毒物的吸收。玉米中的镁、钙的含量比一般谷物多，它们能清除氧化自由基，对延缓衰老十分有益。多吃一点玉米可以有效预防更年期综合征。

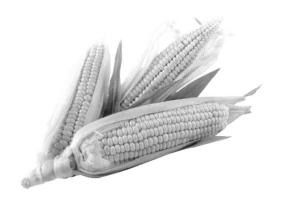

菇笋豆腐汤

材料 净豆腐100克，干香菇25克，净竹笋60克，丝瓜50克，西红柿70克。

调料 盐、高汤、胡椒粉、花生油、香油各适量。

做法

1 香菇泡软洗净，切块；豆腐切片；竹笋切细条；丝瓜洗净，去皮，切片；西红柿洗净，切成小块。

2 锅中加入高汤，放盐，用大火烧开，然后放入豆腐片、香菇块、笋条、丝瓜片、西红柿块，再烧开，加入花生油，起锅撒入胡椒粉，淋上香油即成。

粥膳汤饮小讲堂

豆腐可提供充足的蛋白质，维持氮的平衡，增强机体免疫力；香菇、丝瓜、西红柿可补充充足的维生素。此汤可预防并改善更年期综合征。

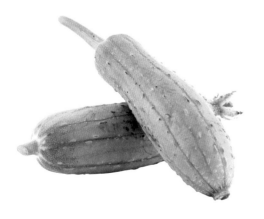

丝瓜豆腐汤

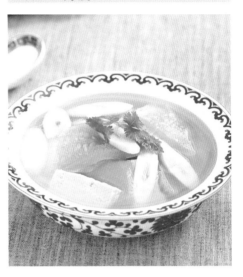

材料 丝瓜300克，豆腐200克，竹笋片适量。

调料 盐适量。

做法

1 将丝瓜刨去外皮，洗净，斜切成厚片，备用。

2 将豆腐放水中清洗，捞起，切成片备用。

3 油锅烧热，将丝瓜片入油锅爆炒，然后加适量清水烧开。

4 将豆腐片、竹笋片放入锅中，滚沸后加盐调味，出锅盛碗即可。

粥膳汤饮小讲堂

豆腐能够清热解毒，和脾胃，丝瓜可以清热泻火，凉血解毒，将二者搭配在一起煲汤，对更年期女性十分有益。

卵巢疾病

卵巢是产生卵子和分泌雌性激素的器官，位于盆腔侧壁髂总动脉分叉处，左右各一个。女性的卵巢功能一旦紊乱或衰退，极易出现一系列的病变。常见的卵巢病变包括卵巢肿瘤、闭经泌乳综合征、多囊卵巢综合征、更年期综合征及经前期紧张综合征等。

主要症状

◎下腹闷胀、不适或疼痛。◎能触摸到腹部肿块。◎尿频。◎胃肠不舒服。◎闭经。◎月经不调。

经典对症养生食材

有益于卵巢保养的食材有黄豆、花生、黑木耳、莲子、榛子等。

黄豆

黄豆中的异黄酮与雌激素相似，是具有雌激素活性的植物雌激素。异黄酮能与雌激素受体结合，从而表现出雌激素活性，维持卵巢的正常功能。

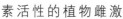

经典对症养生中药

马齿苋

中医认为，马齿苋具有清热解毒、消痈、凉血止血等功效，可用于治疗热毒血痢及湿热痢疾、崩漏下血等病症。

现代医学研究证明，马齿苋有延缓衰老的作用，对保持卵巢健康有一定功效。

蒲公英

蒲公英含有抗肿瘤成分，可以有效清除体内的自由基，预防卵巢肿瘤的发生，对卵巢保养具有较好的食疗效果。

居家对症调养方案

芳香疗法

◎沐浴，清洁腹部肌肤。

◎在下腹部涂上玫瑰精油，并进行局部按摩，以促进下腹部的血液循环，刺激卵巢功能。

◎用干净的保鲜膜包裹下腹部，保持皮肤的温度，使精油成分更好地被吸收。

◎撤掉保鲜膜，擦净腹部皮肤，涂抹紧肤霜或精油，并轻轻按摩至完全吸收。

养生粥膳

马齿苋蒲公英粥

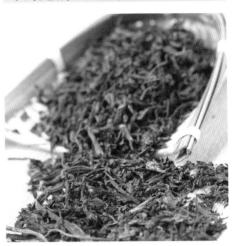

鲜奶花生养血粥

材料 牛奶200毫升，花生、红枣各50克，粳米150克。

调料 蜂蜜适量。

做法

1 花生、红枣、粳米洗净。

2 锅置火上，倒入适量水煮开，放入粳米，大火煮开后转小火，放入红枣、花生继续熬煮约30分钟，煮至粳米、花生烂熟。

3 待粥稍凉后，放入牛奶、蜂蜜调匀，即可食用。

材料 马齿苋、蒲公英各15克，大米适量。

调料 冰糖适量。

做法

1 马齿苋、蒲公英均洗净，放入锅中，加适量水煎煮，去渣取汁。

2 大米淘洗干净，放入锅中，加入做法1中煎煮好的药汁煮粥。

3 熟后放入冰糖调匀即可。

粥膳汤饮小讲堂

花生、红枣均是常用的补血食材，二者搭配煮粥，补血效果更佳，另外还能保养女性的子宫和卵巢。

粥膳汤饮小讲堂

中医认为，马齿苋具有清热解毒的功效，可用于湿疹、便血、崩漏下血等病症的辅助食疗。另外，马齿苋对保持卵巢健康有一定积极意义。蒲公英可有效清除自由基，且含有抗肿瘤成分，可预防卵巢肿瘤的发生。这款马齿苋蒲公英粥具有清热解毒、凉血止血的功效，对卵巢保养具有较好的疗效。

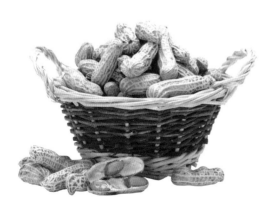

养生汤饮

红花燕窝煲

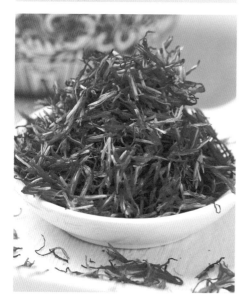

材料 燕窝适量。

调料 清汤、红花汁、水淀粉、糖桂花各适量。

做法

1 将燕窝发制好。

2 取炖盅，放入燕窝，浇入适量的清汤煨制入味，用红花汁调色，用水淀粉勾薄芡，撒上糖桂花，出锅盛碗即可。

虫草乌鸡汤

材料 乌鸡1只（约1000克），怀山药30克，板栗50克，山楂10克，冬虫夏草15克，陈皮丝少许，枸杞子、姜片、葱丝各少许。

调料 盐适量。

做法

1 将乌鸡宰杀处理干净，斩掉头脚；其他材料洗净，备用。

2 把乌鸡从中间切开，然后斩大块；锅内加适量清水烧沸，放入乌鸡块汆烫，去除血污，捞出沥水。

3 煲内加清水烧沸，放入除葱丝外的所有材料用大火煮滚，转至小火煲2小时，调入盐，撒葱丝即可。

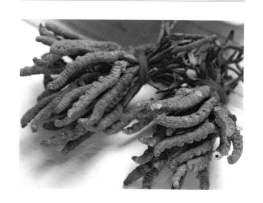

第八章

粥膳汤饮
养颜塑身

汤粥不但能促进健康、祛病养生，还具有很好的美容养颜、减肥塑身的功效。本章从各个层面为您介绍如何利用汤粥达到美容养颜与减肥塑身的目的，爱美的你尽管放心食用。

减 肥 ✿

单纯的体重增加并不等于肥胖，衡量肥胖的标准应该是脂肪组织的比例。只有当我们的体内脂肪，尤其是甘油三酯积聚过多，导致明显的超重与脂肪层过厚时，才称为肥胖。肥胖者多属于痰湿体质，痰湿源于脏腑失调，如脾胃失调、肝胆失调等。

特效对症营养素

维生素C

维生素C有助于维持血管弹性，可清除血管中多余的胆固醇。肥胖的人血管内堆积的脂肪较多，而摄取足量的维生素C，就能清除血管及体内的脂肪，从而起到减肥的作用。

经典对症养生食材

有利于减肥瘦身的食材有红薯、土豆、芹菜、生菜、银耳、冬瓜、丝瓜、蒜、辣椒、蜂蜜、金枪鱼、火龙果、无花果、柠檬等。

辣椒

辣椒能促进脂肪"燃烧"，从而达到减肥的效果。但如果食用过量，则会加重肠胃负担，所以要适量。

柠檬

柠檬中含有的柠檬酸能够高效地分解、消耗体内脂肪，可有效防止脂肪积累，起到减肥的作用。

蜂蜜

蜂蜜含有B族维生素、维生素C及铁、钾、钙等矿物质，可以"燃烧"人体储存的糖分。蜂蜜还有杀菌、解毒、润肠的功效，有助于将人体废物排出，改善新陈代谢状况。

居家对症调养方案

有效减肥的按摩法

◎被按摩者俯卧，按摩者用手掌反复横擦被按摩者的腰骶部，每次横擦10次，力度适中，以被按摩者的皮肤发红、发热为宜。

◎被按摩者俯卧，按摩者自下而上反复拿捏其足跟至大腿之间的筋肉，每次拿捏20次，力度要适中。

◎按摩者用双手手掌分别置于被按摩者身体的前正中线两侧，然后慢慢地向两侧推摩至腋中线，再从胸部推摩至腹部，用力稍重。

◎被按摩者端坐，按摩者用右手掌心反复擦摩被按摩者的颈部脂肪堆积处，以被局部皮肤发红、发热为宜。

养生粥膳

冬瓜枸杞粥

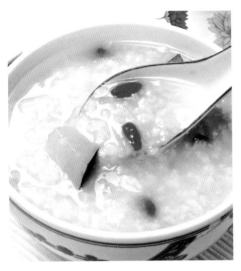

材料 冬瓜50克，枸杞子适量，糙米50克。

调料 白糖适量。

做法

1 冬瓜连皮洗净后切小块；糙米淘洗干净，用清水浸泡1小时，备用。

2 锅内加入冬瓜块、糙米及水，用大火煮开后，改小火慢煮至粥黏稠、冬瓜皮酥软，最后加入枸杞子再煮5分钟即成。食时依个人口味加入白糖即可。

粥膳汤饮小讲堂

冬瓜性微寒，具有利水、消痰、清热、解毒的功效，对水肿性肥胖有很好的疗效。这道冬瓜枸杞粥可以滋补肝肾、益精明目、美容瘦身。

辣椒生姜粥

材料 大米100克，红辣椒15克，生姜少许。

做法

1 红辣椒洗净，切成碎末；生姜洗净，切丝；大米淘洗干净，备用。

2 锅内加适量水，放入大米、辣椒末、生姜丝一同煮粥，熟后即成。

粥膳汤饮小讲堂

辣椒是一种减肥的理想食物。现代医学认为，辣椒能有效"燃烧"体内的脂肪，促进新陈代谢，从而达到减肥的效果；生姜也是减肥佳品，可帮助人体"燃烧"脂肪，从而起到减肥瘦身的作用。这款辣椒生姜粥具有温中散寒、健胃消食、减肥瘦身的作用，适用于上腹部冷痛的人食用。建议每日食用1~2次。

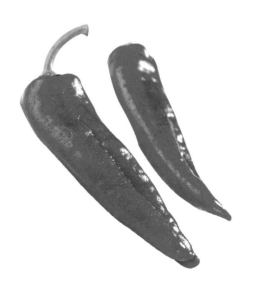

养生汤饮

豆苗鱼丸汤

材料 鱼胶100克，豌豆苗250克，蒜10瓣。

调料 盐适量。

做法

1 将准备好的鱼胶加部分盐制成鱼丸；豌豆苗洗净备用；蒜去皮，洗净，切末。

2 起锅热油，放蒜末稍爆后加适量清水，煮沸后放入制好的鱼丸，煮熟后再放豌豆苗，最后加剩余的盐调味即可食用。

粥膳汤饮小讲堂

豌豆苗中含有较为丰富的纤维素，可以促进胃肠蠕动，加快新陈代谢，肥胖者可经常食用。

芒果枸杞子银耳汤

材料 水发银耳150克，杏仁、芒果肉各30克，水发枸杞子10克。

调料 冰糖、蜂蜜、水淀粉各适量。

做法

1 银耳洗净，撕成小朵；杏仁洗净，用温水泡去外衣；芒果肉撕成条。

2 锅内放清水，投入银耳、杏仁，烧开后撇去浮沫，改中火炖至银耳发黏，加冰糖、芒果肉、枸杞子，烧开后，用蜂蜜调味，用水淀粉勾芡，出锅盛碗即成。

粥膳汤饮小讲堂

银耳含有胶质，进入人体后不但能起到润肠通便的作用，还会使人体产生饱腹感，有利于减肥。

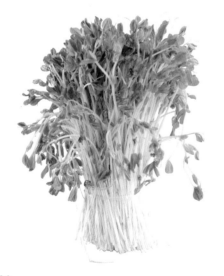

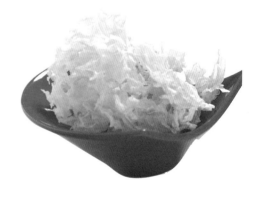

丰 胸

胸部的大小及线条在很大程度上是由先天因素决定的，但是在发育期摄取的营养以及对其进行的按摩也会影响成年以后胸部的形态。一般20岁之前是女性乳房发育的最佳时期，若想通过食用汤粥达到丰胸的目的，一定不要错过这个时间段。

特效对症营养素

B族维生素

激素对乳房的发育及维持乳房的丰满起着十分重要的作用，而B族维生素可以促进激素合成，对丰胸十分有益。

胶原蛋白

胶原蛋白是维持皮肤与肌肉弹性的主要成分，充足的胶原蛋白能防止胸部下垂，保持胸部的丰满与弹性。

经典对症养生食材

具有丰胸功效的食材有鸡皮、猪尾巴、猪蹄、木瓜、黄豆、牛奶、海参、牡蛎、花生、黑芝麻、核桃、腰果、莲子等。

黑芝麻

黑芝麻富含维生素E、B族维生素，能促进卵巢的发育和完善，使成熟的卵细胞增加，刺激雌激素分泌，从而促进乳腺管增长，起到美胸效果。

猪蹄

猪蹄含有非常丰富的胶原蛋白，乳房主要是由结缔组织和脂肪组织构成的，而胶原蛋白又是结缔组织的主要组成部分。所以，多食含有胶原蛋白的猪蹄可以收到较好的丰胸效果。

木瓜

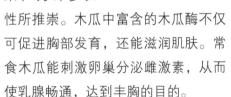

木瓜自古就是丰胸佳果，为许多女性所推崇。木瓜中富含的木瓜酶不仅可促进胸部发育，还能滋润肌肤。常食木瓜能刺激卵巢分泌雌激素，从而使乳腺畅通，达到丰胸的目的。

花生

花生富含蛋白质、油脂及多种人体必需的氨基酸，经常食用能够增强记忆力、抗老化、滋润肌肤和丰胸。此外，花生还具有健脾和胃、润肺化痰、理气通乳、美容养颜的作用。

养生粥膳

木瓜糙米粥

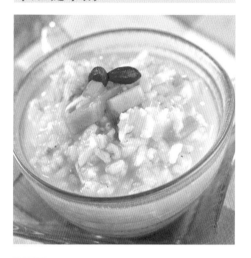

材料 木瓜40克,糙米50克,水发枸杞子少许。

调料 白糖适量。

做法

1 木瓜去皮、子,切块;糙米用清水淘洗干净,再加水浸泡2小时以上。

2 将糙米连浸泡糙米的水放入锅内,置火上以中火煮滚。

3 加入少许白糖,充分搅拌均匀。

4 将切好的木瓜块放入粥中,搅拌均匀后,撒上枸杞子略煮片刻即可食用。

粥膳汤饮小讲堂

木瓜具有很好的丰胸效果,与具有排毒塑身功效的糙米搭配,可在丰胸的同时达到减肥的目的,既能丰胸又不易导致肥胖。

芝麻猪蹄粳米粥

材料 黑芝麻150克,粳米100克,猪蹄500克。

调料 盐适量。

做法

1 粳米淘洗干净,除去杂质,放在清水浸泡1小时后沥干,备用。

2 黑芝麻炒香,与粳米混合,加水磨碎,用布袋滤出细浆。

3 猪蹄除净毛,洗净,斩两半,放入清水锅中加盐,以大火烧开,转小火续煲2.5小时。

4 待猪蹄汤成后,继续煮至其溶化,再将粳米与黑芝麻滤出的细浆慢慢倒入,并不断搅拌,直至成糊状即可装碗食用。

粥膳汤饮小讲堂

猪蹄富含胶原蛋白,具有美容养颜、丰胸的功效,可防止出现皱纹及乳房下垂的现象。

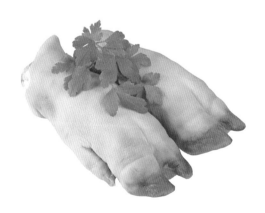

养生汤饮

木瓜鸡爪汤

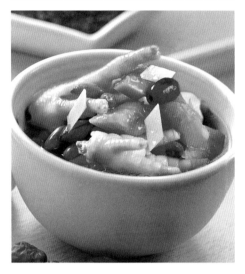

材料 木瓜500克，净鸡爪300克，花生仁50克，大枣5颗

调料 高汤、盐各适量，白糖、胡椒粉、料酒各少许。

做法

1 花生仁、大枣泡透洗净；木瓜去皮、去籽，切块。

2 锅中加入木瓜块、鸡爪、花生仁、大枣、料酒、高汤，用小火煲40分钟后，调入盐、白糖、胡椒粉，再煲约15分钟即可。

粥膳汤饮小讲堂

鸡爪中含有大量的胶原蛋白，与猪蹄一样具有很好的丰胸效果，同时能起到美容养颜的功效。

木瓜草鱼汤

材料 木瓜500克，草鱼1条（约500克），猪瘦肉100克，葱花少许。

调料 盐适量。

做法

1 木瓜洗净，削皮，切块；猪瘦肉洗净，切块备用。

2 草鱼去鳞，洗净，入油锅中煎至两面呈金黄色，捞出备用。

3 将所有材料放入瓦煲，加八成满的清水，大火煮沸后改用小火煲2.5小时，加盐调味，撒上葱花即可。

粥膳汤饮小讲堂

鱼肉与猪肉中都含有丰富的蛋白质，而木瓜中含有一种有利于蛋白质吸收的酶。这三者搭配在一起，不但有利于营养吸收，还能为胸部发育提供所需的营养，有很好的丰胸作用。

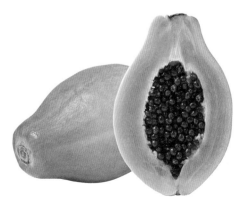

改善皮肤粗糙

皮肤粗糙主要是由严重缺乏水分引起的，要想拥有光滑的皮肤，首先要给肌肤补充足够的水分。除了经常使用保湿美容品外，还要多喝水，少吃刺激性强的食物，内调外养才能让肌肤焕发光彩。

经典对症养生食材

可改善皮肤粗糙的食材有鱿鱼、海参、松子、牛奶、蜂蜜、土豆、丝瓜、黑豆、芝麻、红枣、玫瑰花、苹果等。

蜂蜜

蜂蜜含有葡萄糖、果糖、蛋白质、酶、维生素和多种矿物质，经常内服或外用，可以减少色素的沉着，防止皮肤干燥，减少皱纹和防治粉刺等皮肤疾患，使肌肤更加柔润美白，光滑细嫩。

芝麻

芝麻能给肌肤提供相当丰富的营养，其中的芝麻素还能活化皮肤细胞，从而有效防止肌肤粗糙、老化。

丝瓜

丝瓜富含糖类、维生素、矿物质及皂苷、本聚糖等物质，是天然的美容剂，可调理滋润肌肤，具有降火清热、清凉舒缓的功效。

经典对症养生中药

冬瓜子

冬瓜子的主要功效是净白肌肤，保湿养颜，主治面色枯黄、容颜憔悴、面色晦黯等，是常用的美容药物之一。

居家对症调养方案

预防皮肤粗糙的洗浴法

◎盐水浴。将粗盐放入浴缸中，任其慢慢溶化，待水温合适后，将身体浸泡在水中15～20分钟即可。盐能够促使体内的废物排出体外，去除皮肤中的杂菌，促进其新陈代谢，预防皮肤干燥，使皮肤细嫩光滑。注意，沐浴时水温要保持在38～40℃。

◎牛奶浴。将牛奶直接倒入洗澡水中充分搅拌，待水温合适后，即可在里面沐浴20～30分钟，沐浴完后再淋浴冲洗一遍即可。牛奶中的脂肪、维生素和矿物质能够滋润肌肤，具有良好的保湿作用，可以使肌肤更加光滑细腻。

养生粥膳

蜂蜜西红柿粥

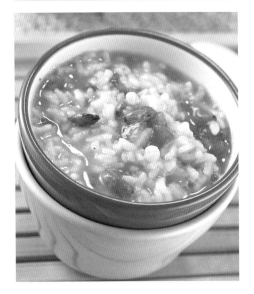

材料 西红柿、葡萄干、薏米、糯米各50克。

调料 蜂蜜适量。

做法

1 薏米泡4小时；糯米泡2小时。

2 将浸泡好的薏米和糯米放入锅中，加水，以小火熬煮至熟软成粥。

3 西红柿洗净，去蒂，切成块状，放入薏米糯米粥里，加入葡萄干和适量蜂蜜调匀，再闷10分钟即可。

粥膳汤饮小讲堂

西红柿富含维生素C，具有美白润肤的功效；薏米可清热利湿。此粥可预防色斑及青春痘，滋润肌肤。

鲳鱼豆腐粥

材料 鲳鱼1条（约500克），豆腐1块（约200克），大米50克，葱花、姜片各适量，香菜叶、水发枸杞子各少许。

调料 盐适量。

做法

1 先将豆腐用开水煮5分钟，取出后沥干，再放入冷水中浸泡，捞出研成碎末。

2 大米淘干净，加入水和盐、姜片熬煮，开锅后改用小火熬煮半小时左右。

3 鱼去骨，去刺，再剁成末，把豆腐末、枸杞子和鱼肉末倒进粥锅里煮熟，放入香菜叶和葱花即可。

粥膳汤饮小讲堂

豆腐中含有大量的大豆异黄酮，可防止自由基侵害肌肤而产生皱纹、色斑等皮肤问题。常食此粥可养颜润肤，防止肌肤干燥、粗糙。

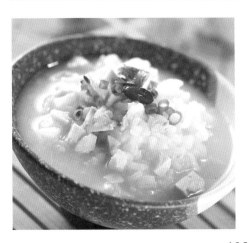

养生汤饮

苦瓜菠萝胡萝卜汤

材料 菠萝25克，苦瓜35克，胡萝卜适量。

调料 盐少许。

做法

1 菠萝去皮，洗净，切片；苦瓜去子，洗净，切片；胡萝卜去皮，洗净，切片。

2 锅内放加清水，大火烧开后，所有材料入锅，待水滚后转小火将材料煮熟，加入少许盐调味即可盛出。

粥膳汤饮小讲堂

菠萝富含维生素C，具有美白、淡斑、润肤的功效；苦瓜具有清火排毒的功效。此汤能润肠通便，改善肌肤粗糙的问题。

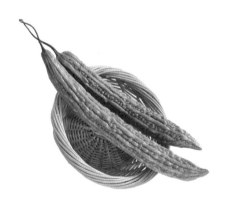

养颜鸡汤

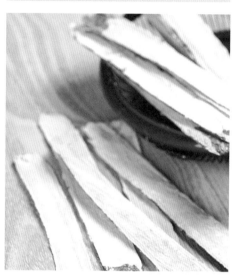

材料 三黄鸡1只（约1000克），红枣、净黄芪各适量。

调料 盐、大料各适量。

做法

1 将三黄鸡洗净，入沸水中汆烫，捞出洗去血沫，切成条；红枣用温水泡软，洗净。

2 取炖盅，放入鸡肉条，加入适量的清水，加红枣、大料、黄芪，上笼隔水蒸至成熟，加盐调味即可装碗食用。

粥膳汤饮小讲堂

黄芪是益气的佳品，红枣则具有非常显著的补血养血功效。二者与鸡肉搭配，可起到益气补血的作用，给人带来好气色。气色好，皮肤才会好。

祛痘

皮肤问题是毒素存留在体内的表现。体内的有毒物质会不同程度地残留在肌肤上，痤疮、青春痘就是体内毒素影响到肌肤的具体表现。引起皮脂分泌过多的因素很多，比如避孕药引起的不良反应、精神压力大、遗传因素等都能增加皮脂分泌，造成长痘等情况。

特效对症营养素

锌

锌能促进胶原蛋白的合成，帮助改善青春痘与粉刺的症状，还有助于避免青春痘因受到感染而发炎。

经典对症养生食材

有助于排毒祛痘的食材有西瓜、葡萄、樱桃、绿豆、荞麦、高粱、糙米、黑豆、大白菜、生菜、莴笋、芹菜、菠菜、茼蒿、芦荟、黄瓜、芋头、茭白、空心菜、南瓜、苦瓜、苋菜、猪血、海蜇、蚌肉等。

糙米

糙米就是全米，保留着部分米糠和胚芽，有丰富的膳食纤维，具有吸水、吸脂作用，食后有饱足感，能整肠利便，有助于排毒。

绿豆

绿豆具有清热解毒的功效，能祛除体内的火气，防止肌肤因上火而长青春痘。另外，绿豆还能帮助人体排出毒素。

经典对症养生中药

野菊花

野菊花有清热解毒、疏风平肝、解疔散毒的作用，可防止痤疮生成。现代医学认为，野菊花是天然的抗菌素，能抑制和杀灭数十种细菌，有很好的祛痘、消炎、清毒、防止色素沉着、美白等功效。注意，孕妇、脾胃虚寒者慎用。

苦参

苦参是治疗湿热所致皮肤病的常用药，可清热燥湿，败毒抗癌，疗疮杀虫，祛风利尿，具有止痒、祛痘和抗过敏作用。注意，脾胃虚寒者忌用。

连翘

连翘具有清热解毒、散结消肿的功效，善清火解毒，可祛痘，祛粉刺。注意，脾胃虚弱、气虚发热、痈疽已溃、脓稀色淡者忌用。

养生粥膳

芦荟粳米粥

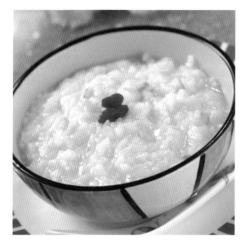

材料 芦荟15克，土豆60克，粳米150克，枸杞子少许。

调料 白糖适量。

做法

1 将芦荟洗净，切3厘米见方的块；土豆洗净，去皮，切2厘米见方的块；粳米淘洗干净。

2 将芦荟块、粳米、土豆块同放锅内，加适量清水，大火烧沸，再用小火煮35分钟，加入白糖搅匀，撒上枸杞子即成。

粥膳汤饮小讲堂

芦荟是美容的食材，其中有不少成分对皮肤有良好的营养滋润作用，对皮肤粗糙，面部皱纹，皮肤瘢痕、雀斑、痤疮等均有一定疗效。

养生汤饮

芹菜薏米咸味汤

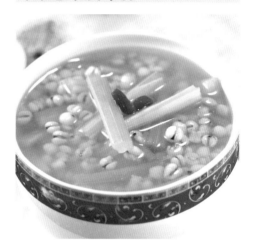

材料 芹菜250克，薏米50克，枸杞子少许。

调料 盐适量。

做法

1 芹菜洗净切段；薏米洗净。

2 将部分芹菜段放入榨汁机榨汁。

3 薏米入煲内，加清水煲至熟透。

4 将芹菜段和芹菜汁一起煮沸，加盐、枸杞子即可。

粥膳汤饮小讲堂

芹菜富含粗纤维，有利于粪便排泄，从而促进体内毒素排出；薏米可促进体内血液循环、水分代谢，发挥利尿消肿的功效。所以此汤无论是对水毒还是其他毒素均有很好地清除效果，可预防痤疮生成。

粉丝猪血汤

材料 猪血150克，水发粉丝100克，香菜叶少许，葱段、姜片各适量。

调料 料酒、盐、味精、清汤各适量。

做法

1 猪血洗净，切2厘米见方的块，放入沸水中汆烫片刻，倒入漏勺洗去血污；粉丝改刀。

2 锅置火上，加入清汤、葱段、姜片、粉丝、猪血块、料酒，烧沸后撇去浮沫，略煮，加入盐、味精，拣去葱段、姜片，倒入汤碗中，撒上香菜叶即成。

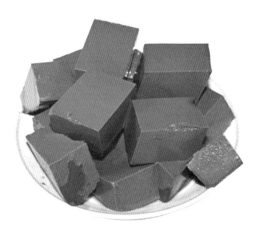

南瓜绿豆汤

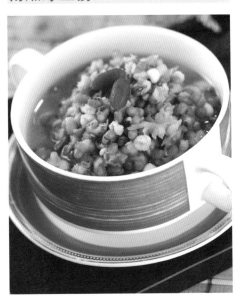

材料 南瓜300克，绿豆200克，薏米50克，净山药30克，水发枸杞子少许。

调料 盐适量。

做法

1 将南瓜洗净，切成小块；将山药去皮，洗净，切成薄片；将绿豆、薏米分别洗净，浸泡2小时备用。

2 锅内放清水、绿豆、薏米以大火烧开，撇去浮沫。

3 加入南瓜块、山药片，烧开后改用小火慢炖，直至南瓜、山药成糊，绿豆酥烂。

4 用适量盐调味，撒上枸杞子即成。

祛 斑

形成色斑的因素有很多，如内脏功能失调、内分泌失调、遗传因素、药物因素、紫外线照射、精神压力过大、营养不足、妊娠或哺乳因素、新陈代谢缓慢、抵抗力差、化妆品使用不当以及不良的清洁习惯等都能形成色斑。要想有效淡化色斑，就要做到内调外养。

经典对症养生食材

具有祛斑美白功效的食材有谷类食物、芝麻、豌豆、银耳、桃花、火龙果、西红柿、柠檬、猕猴桃、藻类、牛奶等。

猕猴桃

猕猴桃中的维生素C能有效抑制皮肤内自由基的氧化作用，干扰黑色素的形成，预防色素沉淀，从而保持皮肤白皙。

西红柿

西红柿富含的谷胱甘肽有抑制黑色素的作用，防止黑色素沉淀产生色斑；而富含的维生素C具有美白肌肤的功效，可预防色斑生成，尤其是日晒引发的色斑。

柠檬

柠檬当中的维生素C、磷、铁和钙能防止黑色素沉淀，防止色斑生成。注意，食用柠檬后应避免阳光直接照射，否则更容易产生色斑。

经典对症养生中药

甘草

甘草的抗氧化能力强，能淡化斑点，缓解眼疲劳，去除眼部周围的黑色素，润肤护发等。同时，甘草还可防晒，美白，消斑，防止皮肤粗糙。

居家对症调养方案

美白祛斑的洗敷法

◎ 当归洗敷法。先用冷水将当归浸泡20~30分钟后，将当归与水一起倒入锅中，大火煮沸后，用小火继续煎15~20分钟，沥出汁液，继续加水煎沸后再沥出汁液。然后将两次沥出的汁液混合调匀后，用脱脂棉蘸少许当归液涂至色素沉着处即可。

◎ 白檀香汁洗敷法。将小米用冷水浸泡5~6日，至生成白色泡沫，滤出即为浆水，晚上睡前用温浆水洗脸，擦干后，再将捣磨成汁的白檀香涂至雀斑处，第二天晨起洗去檀香汁即可。

养生粥膳

猪骨西红柿护肤粥

材料 西红柿2个（约300克），猪骨500克，粳米100克。

调料 盐、味精各适量。

做法

1 西红柿切小块。

2 猪骨洗净，砸碎，与西红柿块一起放入锅内，倒入适量清水，置大火上熬煮，沸后转小火继续熬1小时，沥出汤汁备用。

3 粳米洗净，放入砂锅内，倒入西红柿骨头汤，置大火上烧沸后，转小火煮至米烂汤稠，放适量盐、味精调味即可。

粥膳汤饮小讲堂

常吃此粥可祛除色斑，使肌肤光滑、有弹性。

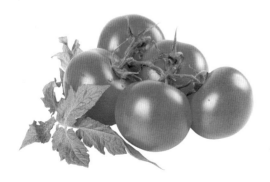

养生汤饮

西红柿豆腐浓汤

材料 豆腐1块（约200克），西红柿1个（约200克），香菜叶少许。

调料 白糖、盐、鸡精、水淀粉各适量。

做法

1 将豆腐洗净，切成块，放入沸水中汆烫一下，捞出沥干，备用。

2 西红柿洗净，烫去表皮，切小块。锅置火上倒油烧热，下入西红柿块炒，添入清水烧开，下入豆腐块烧至入味，加盐、白糖、鸡精调味，用水淀粉勾薄芡，撒上香菜叶即可。

粥膳汤饮小讲堂

此汤中含有丰富的蛋白质、维生素C，可防止因自由基侵害肌肤而产生皱纹、色斑。

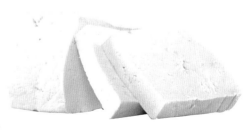

祛皱

随着年龄的增长、激素分泌减少等自然生理老化现象的出现，皮肤表皮的障壁功能逐渐下降，真皮层的胶原蛋白减少，弹力蛋白变性，皮下组织的脂肪也会减少，使得皮肤失去弹性，缺乏水分与油脂，进而导致皮肤干燥、无光泽，最终导致皱纹产生。

经典对症养生食材

能延缓肌肤衰老的食材有小麦、燕麦、葵花子、南瓜子、松子、杏仁、花生、核桃、芝麻、羊奶、牛奶、蜂蜜、醋、红薯、香菇、银耳、西蓝花、冬瓜、蚕蛹、海参、橙子、葡萄、火龙果、樱桃、无花果等。

橙子

橙子含有丰富的维生素C，可增强人体免疫系统功能，消除自由基，延缓衰老，防止皱纹产生。

银耳

银耳含有丰富的胶质，可增强肌肤弹性，为肌肤补充水分，防止肌肤因缺水而出现皱纹。

经典对症养生中药

肉桂

肉桂不仅能散寒止痛、温经通脉，还可调理气血，润泽肌肤。但阴虚火旺、里有实热者及孕妇禁服。

瓜蒌

瓜蒌具有抗菌、增强人体免疫功能、健胃润肺、滋补美容等多种功效，常食可瘦身祛皱，祛斑美白。但是，瓜蒌不宜与乌头同用。

红景天

红景天是一种较强的抗氧化物质，能延缓或预防大脑皮质老化，对抗自由基的氧化作用。另外，红景天也有抗皱、抗老化作用。

居家对症调养方案

祛皱按摩操

◎洁面后，将润肤膏均匀涂抹于脸和脖子上，用中指和无名指指腹轻轻按揉面部1分钟，至产生微热感为宜。

◎用双手无名指从嘴角向上至颧骨处滑动，然后从颧骨经上颌角至耳垂滑动，以减少面部皱纹。

◎用双手掌面，以眼睛为中心，从内向外做环状按摩，力度适中，每次2分钟，以减少眼周皱纹。

养生粥膳

杏仁粥

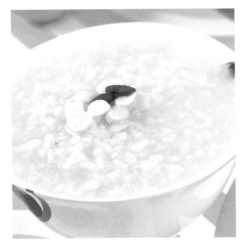

材料 杏仁5克，粳米50克，水发枸杞子少许。

调料 冰糖适量。

做法

1 将杏仁洗净，去皮，去尖；粳米淘洗干净。

2 把粳米、杏仁一同放入锅内，加适量清水，以大火煮沸，再用小火煮45分钟，加冰糖煮至溶化，撒上枸杞子即可。

粥膳汤饮小讲堂

杏仁中含有丰富的抗氧化剂，如维生素E和类黄酮的含量与绿茶不相上下，而这些抗氧化剂会帮助肌肤抵御氧化侵害，延缓皱纹产生，能预防并改善皮肤皱纹。

银耳红枣粳米粥

材料 粳米60克，银耳5克，净红枣5颗，水发枸杞子少许。

调料 冰糖适量。

做法

1 银耳放温水中泡发，洗净，撕成小朵；将红枣去掉内核；将冰糖粉碎成屑；将粳米用清水淘洗干净，沥干水分，备用。

2 净锅上火，加入水，烧沸，将银耳、红枣、冰糖、粳米一同放入锅内，搅拌均匀，再用小火煨熬，随时搅拌，熬煮至银耳、粳米熟透，撒上枸杞子，出锅盛碗即成。

粥膳汤饮小讲堂

银耳的营养非常丰富，可平复皱纹；红枣可以补血，有滋养肌肤的功效。

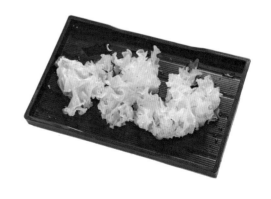

养生汤饮

腐竹红枣祛皱汤

材料 腐竹100克，红枣5颗，鸡蛋2个（约120克）。

调料 冰糖适量。

做法

1 腐竹与红枣分别洗净，腐竹切段，一同放入砂锅中，加适量水，煲至红枣熟透。

2 将鸡蛋打入碗中，搅匀，淋入烧沸的砂锅中，加入冰糖，熬至冰糖溶化即可。

粥膳汤饮小讲堂

红枣中含有大量的B族维生素，可促进皮下血液循环，使皮肤和毛发光润，减少面部皱纹。

翅骨炖鸡汤

材料 翅骨5片，姜片适量，母鸡1只（约2500克），枸杞子少许。

调料 盐适量。

做法

1 翅骨洗净，用清水略泡。

2 母鸡宰杀好，切块后放沸水中略汆烫，捞出洗净。

3 将泡好的翅骨、鸡块、枸杞子、姜片一同放入砂锅中，大火煮开后转小火炖煮2小时。

4 加少许盐调味即可。

粥膳汤饮小讲堂

翅骨又叫鲨翅骨，与鱼翅同类但价格较低，是居家煲汤之上品。翅骨中含有丰富的胶原蛋白，具有很好的美容和滋补功效，可防止皱纹产生。

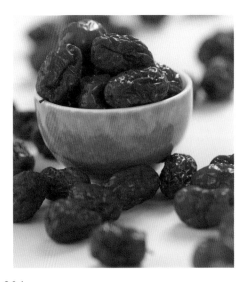

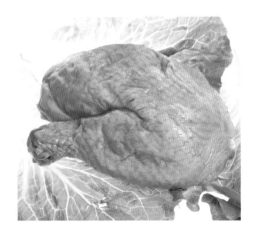

乌发固发

人的头发如同人体的细胞一样，会定期更新和脱落。头发的生长周期因人体而异，一般而言，头发由黑变灰、变白的过程，就是机体精气由盛转衰的过程。因此，食疗可选用能促进气血运行、具有健发美发功效的汤粥。

经典对症养生食材

有助于美发的食材有猕猴桃、桑葚、海参、核桃、黑芝麻、葵花子、南瓜子、胡麻、油菜子、黑豆等。

黑豆

黑豆含有B族维生素、胡萝卜素、优质植物蛋白、脂肪酸、异黄酮等营养成分，具有补肾益精、活血泽肤、美发护发的功效，经常食用可乌发美发，并使头发富有光泽和弹性。

经典对症养生中药

枸杞子

枸杞子可预防斑秃，防止脱发，促进头发黑色素的生成，从而使头发乌黑发亮。此外，对于因缺乏维生素及微量元素所引起的黄发、白发、面色无华、皮肤干燥等也有疗效。

何首乌

何首乌含有卵磷脂、大黄酚、淀粉等多种营养成分，可以促使头发黑色素的生成，让头发变黑。另外，何首乌还具有润发的功效。

黄芪

黄芪含有氨基酸、叶酸等多种微量元素，可防治脱发，促进毛发生长。

川芎

川芎能扩张头部毛细血管，促进血液循环，从而增加头发营养，使头发不易变脆，防止白发生长，还能使头发保持润滑光泽。

居家对症调养方案

保养秀发的按摩法

◎单手五指握紧，先沿头顶中线由前向后敲啄，然后沿着头顶两侧，由前向后敲啄，最后在外侧由前向后敲啄，每条线5次，敲啄时力度适中，头皮下有微痛感即可。

◎将头发梳顺，双手插入头发中对整个头皮进行轻轻按摩，先从前面的发际至后脑的发脚处，再从左发际到右边发际，反复几次。

养生粥膳

五仁粳米粥

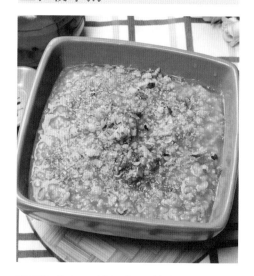

材料 芝麻、松子仁、核桃仁、桃仁（去皮尖，炒一下）、甜杏仁各10克，粳米1杯。

做法

1 将芝麻、松子仁、核桃仁、桃仁、甜杏仁一同碾碎，混合均匀。

2 粳米淘洗干净。

3 将五仁碎末与粳米加适量水一同放入锅中，煮成稀粥即可。

粥膳汤饮小讲堂

芝麻、松子仁、核桃仁、桃仁、甜杏仁均含有对人体非常有益的油脂，具有很好的养发、润肠作用。这道五仁粳米粥非常适合脱发及白发人群食用。

黑白芝麻核桃粥

材料 糙米200克，黑芝麻、白芝麻各适量，核桃仁少许。

调料 白糖适量。

做法

1 糙米、黑芝麻、白芝麻、核桃仁分别洗净，糙米用清水浸泡1小时。

2 所有材料一同放入锅中，加适量水，中火煮沸后再改小火熬煮1小时，加白糖拌匀即成。

粥膳汤饮小讲堂

黑芝麻具有乌发、生发的功效，对须发早白、病后脱发有较好的辅助疗效。白芝麻能抵消或中和细胞内有害物质自由基，可使皮肤白皙润泽。经常食用白芝麻，可改善皮肤、须发干枯现象。这道黑白芝麻核桃粥具有润肤、乌发、生发等功效，常食可使头发秀美、乌黑、有光泽。

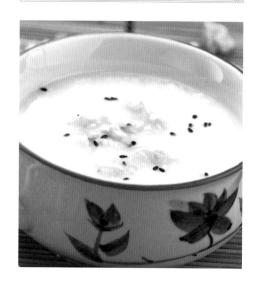

养生汤饮

黑豆凤爪汤

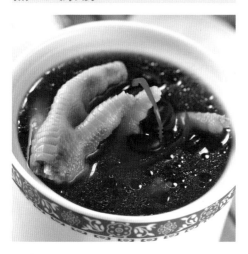

材料 鸡爪500克，黑豆200克，红椒丝少许。

调料 盐、味精各适量。

做法

1 鸡爪切去爪尖，洗净；黑豆洗净，用清水浸泡3小时。

2 将黑豆、鸡爪一起放入砂锅内，加适量水，大火烧开，撇去浮沫，改用小火煮2小时，加盐、味精调味，撒上红椒丝即可。

粥膳汤饮小讲堂

黑豆是著名的乌发食物，能够长筋骨、乌发明目、延年益寿。鸡爪能为头皮提供丰富的胶原蛋白，使发根部的皮肤更有弹性，发根更牢固，从而防止脱发。

黑豆牛肉汤

材料 净牛肉500克，黑豆200克，生姜数片，水发枸杞子少许。

调料 盐适量。

做法

1 将黑豆淘净，沥干；将生姜洗净，切片。

2 牛肉切块，放入沸水中汆烫，捞起冲净。

3 将黑豆、牛肉块、生姜片一同放入锅中，加入5碗水，以大火煮开，然后转小火慢炖1小时，撒上枸杞子略煮，出锅前加盐调味即可。

粥膳汤饮小讲堂

黑豆具有乌发的功效；生姜则可促进新发再生。此汤适合脱发及白发者长期饮用。

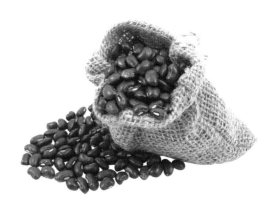

养护双眼

眼睛之所以能视万物、辨五色，离不开五脏六腑精气的滋养。想使眼睛更漂亮，就要注意生活中的饮食养生，可食用能使眼睛明亮有神、增强眼睑肌肉弹性的汤粥。

特效对症营养素

维生素A

维生素A有助于强化眼睛的功能，维持眼睛健康。人体内一旦缺乏维生素A，就容易出现干眼症、夜盲症等眼部疾病。因此常吃富含维生素A的食物对眼睛十分有益。

维生素E

维生素E能防止自由基对眼球的产生氧化作用，有效保护眼睛健康。同时，维生素E也是很好地滋润营养素，可缓解眼睛干涩。

经典对症养生食材

具有护眼功效的食材有黑米、胡萝卜、豌豆、草莓、芒果、沙丁鱼、鲤鱼、鳗鱼、鳝鱼、动物肝脏、菊花等。

猪肝

猪肝富含维生素A、B族维生素、维生素E、铁等营养成分，能保护眼睛，具有滋润眼部、避免干涩的作用，还能缓解眼睛疲劳。

胡萝卜

胡萝卜富含β胡萝卜素等多种维生素，能提高人体的免疫功能，尤其对双眼具有较好的保健作用。

菊花

菊花具有清热解毒、明目的作用，对改善眼睛疲劳、视物模糊有很好的功效。中医很早就意识到菊花能保护眼睛的健康，用菊花茶涂抹眼睛可消除水肿，常饮菊花茶可对眼睛起到很好的保健作用。如果每天坚持饮用3～4杯菊花茶，对恢复视力非常有帮助。

居家对症调养方案

太阳穴按摩法

反复按摩太阳穴，能够缓解眼睛疲劳，有助于改善眼睛干涩的症状，使眼睛保持明亮。按揉太阳穴5分钟左右即可。

养生粥膳

枸杞子芥蓝萝卜粥

材料 胡萝卜30克，芥蓝1棵，枸杞子10颗，粳米100克。

调料 盐、鸡汤各适量。

做法

1 胡萝卜洗净，去皮后切丝；芥蓝洗净后切段；枸杞子洗净；粳米洗净后用水浸泡30分钟。

2 锅置火上，放入鸡汤、粳米，大火煮开后转小火，熬煮20分钟。

3 将胡萝卜丝、盐放入粥中，继续熬煮30分钟后，加入芥蓝段和枸杞子煮沸即可。

粥膳汤饮小讲堂
胡萝卜可保护视力，辅助食疗夜盲症和眼干燥症，常食能有效护眼。

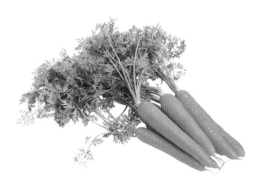

羊肝大米粥

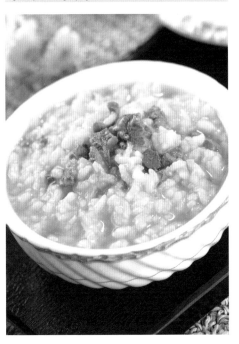

材料 羊肝、大米各100克，姜20克。

调料 盐5克，酱油、香油各适量。

做法

1 将大米洗干净；姜去皮，切末；羊肝洗净，切成小丁，备用。

2 将羊肝丁放入碗中，加姜末及酱油拌匀，腌15分钟备用。

3 大米放锅中，加适量水煮至软烂，再加羊肝丁煮熟，最后加盐调味，淋上香油即可。

粥膳汤饮小讲堂
羊肝中富含蛋白质、维生素A等营养素，具有很好的明目作用，常食可有效护眼。

养生汤饮

红枣牛肝汤

材料 牛肝250克，红枣50克。

调料 盐、味精各适量。

做法

1 牛肝洗净，切块；红枣去核，洗净，备用。

2 把红枣与牛肝块一起放入砂锅内，加适量清水，用大火煮开，再改用小火煲1~2小时，然后调入盐、味精即可食用。

粥膳汤饮小讲堂

红枣中含有丰富的铁，具有补血功效。而牛肝中铁含量也十分丰富，是补血最常用的食物。中医认为，牛肝可养血，补肝，明目。这款汤不仅具有保护视力的作用，还是不折不扣的补血汤。

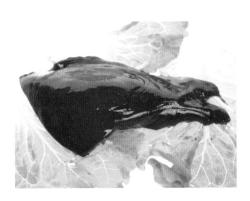

枸杞菊花绿豆汤

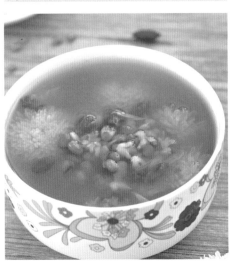

材料 菊花15克，枸杞子100克，绿豆30克。

调料 冰糖适量。

做法

1 将绿豆洗净，用清水浸泡半小时左右；枸杞子、菊花洗净，备用。

2 把绿豆放入锅内，加适量清水，大火煮沸后改用小火煮至绿豆烂。

3 加入菊花、枸杞子、冰糖，再煮5~10分钟即可。

粥膳汤饮小讲堂

菊花有养肝、明目等功效。将菊花与枸杞子同煮熬粥，能清心，除烦，悦目，去燥，适用于肝火上扰引起的视物昏花、头晕口苦、头痛目赤等。绿豆更是去火的佳品。几种清热的食材搭配在一起煮汤，有很好的明目效果。